연애보다
패션보다
피부가 먼저다

피부과 의사가 [병원 가지 않고 예뻐지는 법]을 썼다

연애보다 패션보다 피부가 먼저다

김연진 지음

for book

Prologue

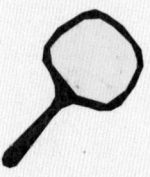

피부, 괜찮나요?

반가워요. 김연진입니다. 1997년부터이니 저는 꽤 오랜 세월 동안 피부과 의사로 살았고, 또 살고 있습니다. 그동안 건강하지 못한 피부 때문에 고민하는 사람들을 수없이 접했고, 반면 피부가 개선되면서 몰라보게 아름다워지는 경우도 숱하게 만났습니다. 피부 하나가 사람의 얼굴을 얼마나 다르게 바꿔 놓는지, 그 경이적인 변화에 대해서 누구보다 잘 알고 있는 사람이지요.

얼굴이 바뀌면 인생이 바뀐다는 것은 진리입니다. 내 얼굴에 대한 자신감이 인생을 긍정적으로 꾸려 가게 하는 힘이 되어 주는 까닭입니다. 마인드가 달라지면 얼굴 또한 변화된다고들 하지만, 이와 반대로 변화된 얼굴 덕분에 건강한 마인드를 갖게 된 사람들도 수없이 보았습니다.

여기에서 생각해야 할 것은 무엇이 먼저이든 아름다운 얼굴과 건강한 마인드는 떼려야 뗄 수 없는 상관관계를 갖고 있다는 사실입니다. 그래서 이 글을 썼습니다. 칼 안 대고도 얼마든지 예뻐질 수 있는, 내 얼굴 본연의 자연스러운 느낌을 잃지 않으면서도 가장 눈부시게 변화시켜 주는 것이 피부이기 때문입니다. 제아무리 또렷하고 여성스러운 이목구비를 가지고 있다 해도 피부 상태가 원만하지 못하고 트러블이 심하면 매력도 그만큼 반감되기 마련입니다.

하지만 그저 무난한 얼굴임에도 결이 촘촘하고 화사한 피부 덕분에 빛이 나는 경우도 얼마든지 있습니다. 내 얼굴의 바탕, 피부를 개선해야 하는 핵심은 바로 여기에 있습니다. 바탕을 바꾸면 아름다운 얼굴로 가는 길은 그만큼 수월해질 테니까요.

피부과 의사가 책을 펴냈으니 처음부터 끝까지 피부과 시술에 대한 이야기들이 담겼을 것이라고 짐작하시는 분들도 있을 것 같습니다. 하지만 이 책은 좀 다릅니다.

저는 독자 여러분에게 '의사'가 아니라 '친한 언니' 같은 입장에서 생각하고 글을 쓰기 위해 노력했습니다. 그래서 의학적인 도움 없이 평소의 라이프스타일 속에서 얼마든지 편안하게 시행할 수 있는 꿀팁들만 골라 담았습니다. 잘못 알고 있었던 피부 관리에 대해 짚어보고, 피부를 위해 당장 실천해야 할 생활 습관들을 조목조목 추려 담았습니다. 화장대 한쪽 옆에 꽂아두고 펼쳐보기 좋은 피부 일기라고 칭해도 좋을 것 같습니다.

예뻐지기 위해서 패션에 관심을 갖고, 쉼 없이 다이어트를 하며 스스로를 관리하는 것은 나이에 관계없이 여자라면 누구나 평생 지속하게 되는 일입니다. 저는 이쯤에서 꼭 한마디를 건네고 싶습니다. 그 무엇보다 가장 먼저 실천해야 할 일이 피부가 기뻐하는 라이프스타일을 만들어보라는 것입니다.

피부를 건강하고 아름답게 만드는 일이 곧 내 몸을, 내 마음을 그리고 내 인생을 건강하게 만드는 지름길이 된다는 것을 이 책이 당신에게 알려줄 것입니다.

하루하루 점점 더 좋아지는 피부를 만나게 된다면 얼마나 행복할까요? 그렇게 되기 위해서 지금부터 실천해야 할 일들을 하나씩 짚어보기로 하겠습니다.

뭘 좀 아는 언니의 당부? 그저 이쯤 된다고 생각하면서 편안한 마음으로 읽어 나가기를 바랍니다. 그리고 부디, 이 책을 만난 독자들이 '몰라보게 예뻐지는 경험'을 하게 될 수 있기를 기대합니다.

'의사 언니' 김연진 씀

Contents

004 Prologue 피부, 괜찮나요?

014 Preview Page 나의 피부 타입부터 정확히 알고 시작하자

Part 1
care for CLEAN
〔클린〕하게 〔클렌징〕

022 첫 번째 습관 얼굴을 씻기 전에 제발 손부터 씻어라

028 Tip 손 씻기만큼이나 중요한 손 관리법

030 두 번째 습관 아침 세안은 물로만? 글쎄…

034 Tip 똑똑한 아침 세안을 위한 요점 정리

036 세 번째 습관 모공을 위해 찬물로 헹궈야 좋다는 거짓말

042 네 번째 습관 세안은 손으로? 도구로?

048 다섯 번째 습관 수건에게도 좀 관심을!

054 Review 1 복습! 드라마틱한 세안에 대하여

Part 2
care for TROUBLE
[피부 고민]에 대처하는 방법

- **058** 여섯 번째 습관 미스 홍당무의 홍조 관리
- **066** Tip 홍조를 완화해 주는 화장품은 없을까?
- **068** 일곱 번째 습관 자외선 차단이 중요한 까닭
- **076** 여덟 번째 습관 악건성 피부 관리법
- **080** 아홉 번째 습관 유난히 민감해진 피부를 위한 처방
- **084** Tip 요즘 최고 유행 식염수 팩에 대하여
- **086** 열 번째 습관 말할 수 없는 평생 고민 제모!
- **094** 열한 번째 습관 '그날'의 트러블
- **100** 열두 번째 습관 동안 피부를 위한 잡다한 궁금증들
- **110** Review 2 복습! 트러블 없는 피부를 위한 생활 수칙

Part 3

care for COSMETIC
〔화장품〕과 〔화장〕에 대한 진실

114	열세 번째 습관	화장품의 가짓수를 줄여야 할 이유
120	Tip	계절에 따라 유동적으로 화장품을 사용할 것
122	열네 번째 습관	없어서는 안 될 제품, 자외선 차단제
126	열다섯 번째 습관	가장 저렴하게 예뻐지는 방법, 팩
132	열여섯 번째 습관	알코올 성분! 독일까, 약일까?
136	열일곱 번째 습관	마사지는 기능성 화장품으로?
140	열여덟 번째 습관	미백? 화장품보다 생활 습관을 바꿔라
150	열아홉 번째 습관	조심해라, 아이 메이크업
156	Tip	속눈썹 연장 시술, 해도 될까요?
158	Review 3	복습! 화장품 사용에 대한 몰랐던 사실들

Part 4

care for LIFE STYLE
〔생활 습관〕이 곧 〔피부〕가 된다는 것

164 스무 번째 습관 **유산균을 먹어라**

170 스물한 번째 습관 **낫토를 먹어라**

174 스물두 번째 습관 **흡연과 피부의 상관관계**

180 스물세 번째 습관 **스트레스를 잡아야 예뻐진다**

184 스물네 번째 습관 **'입꼬리 트레이닝'을 아는가?**

190 Tip 실전! 입꼬리 트레이닝

192 스물다섯 번째 습관 **옷장 관리를 해야 피부가 예뻐진다**

197 Tip 잠깐 입은 옷에는 섬유 스프레이를!

198 스물여섯 번째 습관 **예뻐지고 싶다면 걸어라**

206 스물일곱 번째 습관 **잠꾸러기의 꿀피부 비결**

212 스물여덟 번째 습관 **중력과 싸우는 방법**

218 스물아홉 번째 습관 **뜨거운 것을 조심하라**

224 서른 번째 습관 **못생겨지고 싶다면? 이런 습관!**

230 서른한 번째 습관 **쉽게 늙지 않는 여자의 몇 가지 습관**

238 Review 4 복습! 피부에서 마인드까지 예뻐지는 습관

244 Epilogue 나는 예뻐지기 위해서 이렇게 산다

Preview Page

나의 피부 타입부터
정확히 알고 시작하자

독자들은 자신의 피부 타입을 정확하게 알고 있을까? 유난히 건조함을 많이 느끼면 건성, 피부가 땅기지 않으면 중성, 번들거리면 지성… 모르기는 해도 대다수의 사람들이 이렇게 추측하는 정도일 것이다. 하지만 무엇보다 자신의 피부가 어떤 타입인지 제대로 파악해야만 올바른 피부 관리를 할 수 있다. 그러므로 이 책을 펼친 당신이라면 가장 먼저 내 피부에 대해 구체적으로 짚고 넘어가는 과정이 필요하다.

저마다의 피부 타입을 알기 위한 체크 리스트가 존재하기는 하지만 체크 리스트의 항목 중에는 예, 아니오로 구분해서 나누기에는 조금 애매한 것들도 적지 않다. 그래서 나는 자신의 피부 타입을 알 수 있는 가장 쉬운 방법을 소개하려고 한다.

너무 빤한 얘기라고 생각할 수도 있지만 일반적으로 '유분'의 양에 따라서 피부 타입을 나누는 것이 가장 간단하고 정확하다. 왜

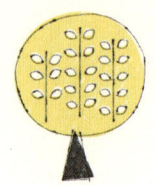

냐하면 수분 층은 외부 환경에 영향을 많이 받기 때문에 지성 피부라고 해도 건조한 외부 환경에 노출되면 피부 수분이 증발해 건조함을 느낄 수 있기 때문이다.

평소 피부에 유분감이 전혀 없으면서 푸석거린다면 건성, 적당히 보송보송하면서 촉촉하게 윤기가 흐른다면 가장 이상적인 중성, 번들거림이 심하다면 지성. 이렇게 구분하는 것이 가장 쉽다는 뜻이다. 그런데 좀 더 구체적으로 말하면 이 세 가지 타입에 딱 맞아떨어지지 않는 피부도 존재할 수 있다. 흔히 말하는 복합성 피부나 민감성 피부 등이 그런 경우다.

그렇다면 복합성 피부와 민감성 피부는 어떻게 다를까? T존은 번들거리는 반면, 턱 라인의 U존은 건조한 경우라면 복합성 피부라고 말하는데, 사실 복합성 피부는 지성 피부의 한 부류로 보는 것이 맞다. 또 피부가 땅기고 건조함을 느낀다고 해도 평소

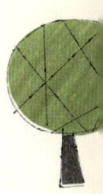

피부에 유분이 많아서 번들거린다면 지성 피부 수분 부족형 지성 피부로 간주하고, 이에 맞는 스킨케어 제품을 선택해야 한다.

　민감성 피부는 지성이나 건성 같은 피부 타입이라기보다 화장품이나 자극에 예민하고, 항상 얼굴이 붉고, 작은 변화에도 트러블이 생기는 특정 피부를 말한다. 하지만 민감성 피부라고 해도 유분이 많은지, 적은지에 따라 지성과 건성으로 분류해서 다르게 관리하는 것이 바람직하다.

　자신의 피부 타입만 정확히 알아도 화장품을 올바르게 선택할 수 있으므로 트러블이 줄어들고, 피부 관리법 또한 명확해진다. 피부 타입을 제대로 알기 위해선 평소 거울을 자주 들여다보는 습관도 중요하다. 그러고 보면 역시 거울과 가까이해야 미인이 된다는 말은 틀리지 않는 것 같다.

　자! 그럼 지금부터 속속들이 피부 이야기를 시작해 볼까?

먹고, 입고, 즐기고, 누리는 모든 것들이
곧 나의 피부가 되는 법이다.
기분 좋은 생각을 하면서
그 건강한 에너지가 피부 속으로
쏙쏙 흡수될 수 있도록 하는 것!
하여튼 인생도, 피부도
마음먹기 나름이라는 게 맞다.

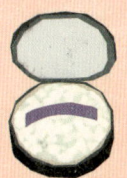

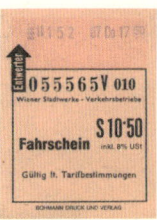

Part 1

울11 5 2 87 Do 17 50

care for CLEAN

[클린]하게 [클렌징]

얼굴을 씻기 전에
제발 손부터 씻어라

첫 번째 습관

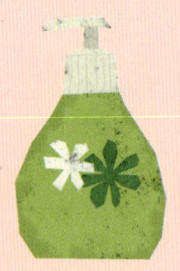

막 눈을 뜬 아침, 세안을 할 참이다.
막 집으로 돌아온 밤, 역시 세안을 할 거다.
그런데 여기서 잠깐!
그 더러운 손으로 얼굴을 씻겠다고?

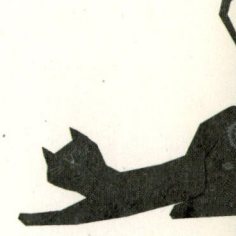

피부 중에서 외부와의 접촉이 가장 많은 부위는 잘 알다시피 '손'이다. 하루 종일 세상의 온갖 것들과 직접적으로 접촉하는 만큼 보이지 않는 세균이며 먼지, 각종 오염 물질이 달라붙어 있다고 봐도 좋다.

그런데 그 손으로 비누나 폼 클렌저의 거품을 내어 얼굴을 문지른다? 글쎄… 피부 건강을 위해, 그리고 세안 효과를 높이기 위해 세안 전 반드시 손부터 먼저 씻을 것을 권한다.

생각해 보자. 우리는 하루에 손을 몇 번이나 씻을까? 말 그대로 생각날 때마다 씻는다. 식사 전에도 씻고, 외출 후 돌아와서도 씻고, 무언가 지저분한 것을 만졌을 때나, 왠지 찜찜하게 느껴질 때도 씻는다. 씻은 지 얼마 되지도 않았는데 비누 거품이 잿빛으로 변하는 것을 보면서 이상하다고 여길 때도 적지 않다.

반면, 하루에 세수를 하는 횟수는? 아침저녁으로 고작 두 번에 불과하다. 그러니 세안하기 전 손을 씻는 과정 하나를 추가한다고 해도 전혀 수고스러울 것이 없다. 놀랍게도 그 과정 하나를 추가하는 것만으로 얼굴에 닿는 거품의 질이 달라진다. 씻지 않은 손으로 폼 클렌저나 비누를 묻혀 거품을 내면 얼굴의 오염물을 제거해야 할 거품이 손의 더러움을 제거하는 데 사용되어 결국 얼굴에 닿는 거품의 세정력이 현저히 떨어질 수밖에 없기 때문이다.

자, 그럼 여기서 클렌저의 세정 원리를 잠깐 짚고 넘어가 보자. 비누의 분자 구조를 알기 쉽게 설명하기 위해 성냥개비를 예로 들겠다. 비누의 세정력을 담당하고 있는 계면활성제 성분은 성냥개비 모양의 분자 구조로 이루어져 있다고 보면 된다. 성냥개비의 빨간색 머리는 물과 친한 '친수성기' 그리고 나무 막대기 부분은 물과 친하지 않은 잘 섞이지 않는 '친유성기'라고 볼 수 있겠다. 그래서 물 묻은 손으로 비누 거품을 내면 물과 친한 성냥개비 머리 부분은 물방울과 합체하고, 기름과 친한 막대기 부분은

피부 표면의 오염물, 피지와 결합한다. 비누 거품으로 마사지를 하면 거품의 친유성기 부분이 피지, 오염물을 둘러싸게 되고 잘게 쪼개진 오염물이 친수성기 머리가 이끄는 대로 물에 씻겨 내려가는 것이 세정의 원리다. 세안뿐 아니라 빨래나 설거지 등도 모두 이런 원리로 오염물을 제거하는 것이다.

 그렇기 때문에 더러운 손으로 비누나 폼 클렌저의 거품을 내면 아무리 구석구석 세안을 한다 해도 손만 깨끗해질 뿐, 얼굴의 딥 클렌징은 기대할 수 없게 된다는 것이다. 이만하면 세안 전에 반드시 손을 먼저 씻어야 하는 이유가 분명해지지 않는가?

 최근 손 세정제 하나쯤 세면대와 부엌에 두는 것이 트렌드이긴 하지만, 개인적으로는 굳이 얼굴용 클렌저와 핸드 클렌저를 분류해 사용할 필요는 없다고 생각한다. 평소 사용하는 비누나 클렌저로 손을 깨끗하게 씻은 뒤 세안을 해 보자. 아마 세안제의 풍부한 거품에 깜짝 놀랄 것이다.

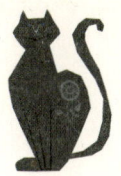

그렇다면 메이크업을 즐겨 하는 편이고, 그 때문에 물 세안을 하기 전에 클렌징 로션이나 오일을 사용해서 1차 세안을 하는 사람은 어떻게 클렌징을 해야 할까? 이 경우에도 역시 방법은 다르지 않다. 조금 번거로울 수도 있겠지만 욕실로 달려가서 가장 먼저 손을 씻은 뒤 타월에 손의 물기를 꼼꼼히 닦은 뒤 1차 세안제를 사용하는 것이 좋다. 그렇지 않으면 얼굴을 닦기 위해 도포한 클렌징 제품으로 손의 오염물만 닦아내거나, 손에 달라붙어 있던 그 숱한 오염물들을 얼굴에 덕지덕지 바르는 형국이 되고 말 테니까.

손에는 우리가 생각하는 것보다 훨씬 많은 세균이 살고 있다. 세안을 할 때뿐 아니라 평소 자주 손을 씻는 습관이 중요한 이유가 여기에 있다. 나는 습관적으로 손을 자주 닦는 편인데 이렇게 하면 손의 세균으로 인한 피부 트러블을 줄일 수 있고, 감기와 같은 바이러스 질환을 예방하는 데도 효과적이다.

Tip

손 씻기만큼이나 중요한 손 관리법

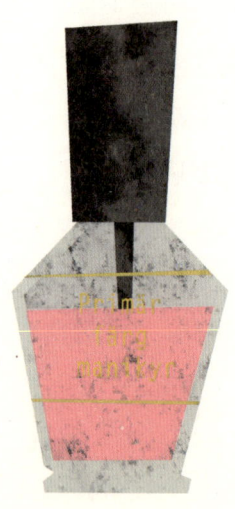

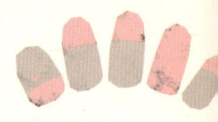

손을 씻는 습관만큼 피부 건강에 도움이 되는 손 관리법 두 가지가 있다. 하나는 손톱을 짧게 자르는 것이다. 손톱 밑은 세균이 가장 사랑하는 곳이다. 습하고, 따뜻해서 각종 먼지와 오염물이 자리 잡기에 더할 나위 없이 안성맞춤이다. 참으로 안락하기 때문이다.

일상 속에서 손을 씻을 때 마치 수술실에 들어가는 의사처럼 손톱 밑까지 꼼꼼하게 씻을 것이 아니라면, 손톱은 가능한 한 짧게 관리하는 것이 정답이다. 손의 세균으로 인한 피부 트러블이나 각종 질환으로부터 멀어질 수 있으니까. 그럼에도 불구하고 긴 손톱을 포기할 수 없다면? 그거야 뭐 어쩔 수 없다. 남들보다 자주, 더욱 꼼꼼하게 손을 씻기를 바랄 뿐.

또 하나의 관리법은 손으로 얼굴을 만지는 습관을 버리는 것이다. 이런 습관이 있는 사람들 대부분이 피부 트러블을 갖고 있다. 피부 트러블이 신경 쓰여 자꾸 손을 대는 경우도 있고, 습관적으로 얼굴을 만지다 보니 세균 감염으로 인해 트러블이 생기는 경우도 있다.

어떤 경우든 손으로 얼굴을 자주 만지게 되면 트러블에서 자유로울 수 없다는 사실을 기억하자. 곪고 성이 나 있는 트러블을 당장 터트리고 싶더라도, 각질을 뜯어버리고 싶더라도 꾹 참자. 이 더러운 손으로 얼굴을 건드리면 손의 세균이 얼굴로 옮겨가고 모공으로 침투하는 것은 당연지사다. 이런 상상을 해보는 것도 간지러운 손끝을 잠재우는 데 도움이 될 것이다.

다시 본론으로 돌아가자. 세안 전 손을 씻는 습관은 아주 쉬우면서도 피부 건강에 많은 도움이 된다. 손을 믿지 말자. 우리가 더럽다고 여기는 많은 것들보다 더 위험한 것이 손이라고 생각한다면 손 씻는 것을 귀찮아하지 않게 될 것이다.

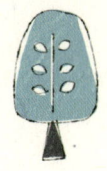

두 번째 습관

이침 세안은 물로만?
글쎄…

간밤에 뽀득뽀득 비누 세안을 했다.
그리고 기본적인 나이트 케어를 하고 잤다.
그러니까 내 얼굴은 아직 청정 지역이다.
정말? 정말 그럴까?

아침 세안 시 클렌저를 사용하지 않고 물로만 하는 것이 피부에 좋다는 얘기가 있다. 방송에 나와 피부 관리 노하우를 말하는 연예인들은 별다른 클렌저를 사용하지 않고 물을 얼굴에 끼얹는 것만으로 아침 세안을 끝내는 것이 꿀피부 노하우라 말한다. 그런데 과연 이런 세안 방법, 누구나 시도해도 좋은 걸까?

사람들의 피부 타입은 다양하다. 크게 건성, 중성, 지성으로 나뉘며 세부적으로 들어가면 복합성, 트러블성, 민감성 등으로 분류된다. 이 중에서 아침 물 세안에 적합한 피부는 유분이 거의 없는 건성 피부 정도랄까. 유분이 없기 때문에 클렌저를 사용하면 오히려 피부가 땅기거나, 불편하기도 하다면 미온수만을 사용한 아침 세안도 무방하다.

하지만 모든 건성 피부가 물 세안에 적합한 것은 아니다. 유분이 심하게 부족한 데다 수분까지 부족해서 각질이 많이 일어나고 가려움을 느끼는 악건성 피부의 경우, 클렌징이나 토너를 바르는 과정을 통해 각질 관리를 해줘야 하는데, 물 세안으로는 밤 사이 쌓인 각질을 효과적으로 닦아내는 데는 무리가 있기 때문. 이런 경우 자신의 피부와 ph가 맞는 약산성 클렌저를 소량 사용해서 세안을 하는 것이 물 세안보다 훨씬 도움이 된다.

  그리고 나이트 케어에서 어떤 제품을 발랐는가도 생각해 볼 필요가 있다. 나이트 크림이나 페이스 오일처럼 유분감이 있는 제품을 바르고 잠들었다면 다음 날 물 세안만으로는 피부의 더러움을 제거하는 데 어려움이 있을 수 있다. 끈적끈적한 세형의 제품을 발랐을 경우에도 밤사이 먼지가 많이 달라붙을 수 있으므로 반드시 클렌저를 사용해 세안하는 것이 좋다.

  피부에 바르는 화장품의 가짓수를 줄이자는 의견이 많아지고 있다. 나도 그것에 동의한다. 화장품이 피부의 자생력을 해친다고까지 주장하는 입장은 아니지만, 나에게 잘 맞는 몇 가지 제품을 챙겨 바르고 건강한 생활 습관과 식습관 등을 통해 피부를 관리하는 것이 훨씬 효과적이라고 생각하기 때문이다.

아무튼, 화장품 가짓수를 줄이자는 의견이 어느새 아침에는 클렌저를 사용하지 않아도 좋다는 것으로까지 발전되었는데… 나는 물 세안이 본인의 피부에 대한 충분한 이해가 있고 난 다음에 선택해야 할 옵션이라고 본다.

다른 피부 전문가들도 당연히 그렇겠지만, 나는 세안을 무척 중요하게 생각한다. 특히 아침 세안은 밤사이 쌓인 오염물을 깨끗하게 청소해 하루 종일 건강한 피부 컨디션을 유지할 수 있도록 도와주는 역할을 하기 때문이다. 본인의 피부 타입을 올바로 알고, 자신에게 맞는 클렌징 방법을 시도하는 것이 아름다운 피부를 갖는 방법이다.

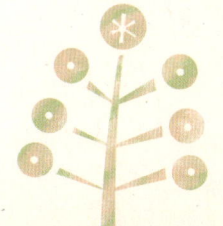

Tip

똑똑한 아침 세안을 위한 요점 정리

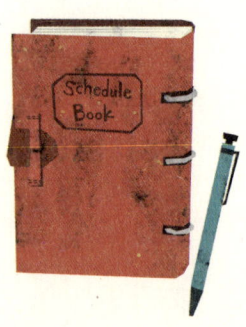

그럼 여기서 다시 한 번 정리해 볼까? 아침에는 물로만 세안해도 좋은 경우는? 앞에서 말했듯 유분이 많지 않은 피부를 가졌고, 전날 밤에 끈적임이 없는 산뜻한 제형의 화장품만 가볍게 바르고 잠든 경우다. 이럴 때는 미온수만으로 세안을 해도 좋다. 단, 물 세안만으로는 오염물과 각질이 잘 닦이지 않을 확률이 높으므로 세안 후 토너를 화장솜에 듬뿍 묻혀 피부 결을 따라 닦아주는 과정은 반드시 거치도록 하자.

위의 경우를 제외한 대부분의 사람들에게는 다음과 같은 세안법을 권한다. 이 책에서 처음에 얘기했듯 먼저 손을 깨끗하게 씻는다. 그런 다음 피부와 비슷한 온도의 미온수로 충분히 얼굴을 적신 뒤, 피부 ph와 맞는 순한 약산성 클렌저를 사용해 얼굴을 마사지한다. 아침은 저녁에 비해 피부에 더러움이 많지 않고, 메이크업 제품도 바르지 않은 상태이므로 피부 타입에 상관없이 약산성 클렌저를 사용해도 무방하다. 단, 민감성 피부나 트러블성 피부라면 손으로 세게 문지르는 것도 자극이 될 수 있으니 최대한 조심스럽게, 손에 힘을 빼고 마사지할 것. 구석구석 거품으로 롤링했다면 약간 시원한 온도의 물을 30번 이상 끼얹어 클렌저의 잔여물이 남지 않도록 하면 아침 세안 완료!

세안 후 혹시 남아 있을 오염물을 정리하고 수분을 공급해 줘야 하니 건성 피부는 점성이 있는 제형의 스킨으로, 지성이나 트러블성 피부는 알코올 프리의 산뜻한 토너를 화장솜에 묻혀 피부 결을 따라 닦아주자. 민감성 피부라면 화장솜보다는 미스트 타입의 토너를 사용해 얼굴에 스킨을 분사한 뒤 가볍게 톡톡 두드려 흡수시키는 방법을 추천한다.

모공을 위해 찬물로 헹궈야
좋다는 거짓말

세 번째 습관

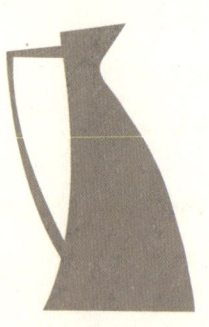

모공이 넓어서 고민이라는 환자들을 많이 만난다. 나는 그들과의 상담을 통해서 꽤 많은 사람들이 몇 가지 공통적인 민간요법을 실천하고 있다는 것을 발견했다. 그중 찬물 세안에 대해, 그것이 과연 모공 수축에 도움을 주는지에 대해 알아보려 한다.

얼마 전까지만 해도 세안의 마무리는 찬물로 해야 한다는 것이 일반적인 정설이었다. 뜨거운 물로 모공을 넓혀 딥 클렌징을 한 뒤 찬물로 마무리해 넓어진 모공을 조여 준다는 것이 찬물 세안의 논리. 그래서 대부분의 여자들이 아무리 추운 날에도 온몸의 소름을 참아 가며, 악 소리 나는 한기를 참아 가며 얼음같이 차가운 물로 세안을 마무리하곤 했다. 심지어 마무리에 얼음물을 사용하는 경우도 있을 정도.

그렇다면 정말 차가운 물이 피부에 닿았을 때 모공이 수축되고 탄력이 생길까? 사실 이러한 속설들에 대한 의학적인 근거는 전혀 없다. 슬프게도 말이다. 모공이 수축되려면 벌어져 있는 조

따뜻한 물로 씻어서 활짝 열린 모공!
세안 마무리에 찬물을 확 끼얹었으면
깜짝 놀란 모공이 쫙 줄어든다고?
찬물 끼얹는 소리지만… 그럴 리가 없다.

직이 붙어야 하는데, 과연 찬물이 그런 역할을 할 수 있을까, 전혀 아니다. 탄력이 생긴다는 것도 틀린 말이다. 피부에 탄력이 생기려면 피부 진피 내에서 콜라겐과 탄력 섬유의 생성이 촉진되어야 하는데 단순히 찬물로 헹군다고 이런 일이 피부에 나타날 리가 없다는 뜻이다.

의사로서 이런 말을 하게 된 것이 조금 미안하고 또 안타깝기도 하지만 이미 넓어져버린 모공을 드라마틱하게 좁힐 수 있는 셀프 케어란? 아쉽지만 거의 불가능하다고 보는 것이 정답이다. 모공은 근육으로 구성된 것이 아니기 때문에 한 번 커지기 시작하면 그 사이에 피지나 오염물이 자리 잡기 쉬워진다. 게다가 나이가 들고 시간이 흐름에 따라 피부의 탄력이 감소하기 때문에 모공은 눈에 띄지 않게 천천히, 점점 더 넓어질 수밖에 없다.

다만 좀 더 신경 써서 관리한다면 더 이상 모공이 넓어지지 않도록 하는 것은 충분히 가능하다. 무엇보다 모공 속에 피지나 오염물 등이 자리 잡지 않도록 하는 것이 가장 중요한 포인트. 모공 관리를 위해서는 스크럽 제품의 도움을 받는 것도 괜찮다. 입자가 아주 고운 스크럽 제품으로 일주일에 한두 번, 코나 볼 부위 등 모공 고민이 있는 부분에 마사지하는 것을 추천한다. 입자가 큰 스크럽 제품은 모공 속을 케어해 주기보다는 피부에 강한 자극을 줄 수 있으므로 최대한 입자가 작은 것을 고르는 것이 방법. 스크럽을 한 뒤엔 적당히 시원한 온도의 물로 세안하고, 스크럽의 자극으로 얼굴에 열감이 남아 있을 수 있으니 진정을 위해 마스크 팩을 해주면 좋다.

   찬물 세안은 긴장감을 주기 때문에, 정신이 번쩍 들면서 모공 또한 바짝 조여지는 것 같은 기대를 하게 만든다. 하지만 찬물은 클렌저의 세정력을 떨어뜨리고 피부에 자극을 준다는 것을 기억하자. 찬물 세안을 굳이 하고 싶다면 마지막 헹굴 때 아주 짧게 할 것을 권한다.

모공 얘기가 나왔으니 이참에 코 팩에 대한 이야기도 잠깐 하고 갈까? 코끝이나 콧방울 주위에 자리 잡은 블랙헤드를 없애기 위해 규칙적으로 코 팩을 한다는 친구들이 많다. 최근 코 팩의 방법도 진화를 거듭해서, 처음엔 단순히 팩을 붙였다가 마르면 떼어내는 것이 전부였는데, 요즘은 스팀 타월로 모공을 넓힌 뒤 코 팩을 하고, 그 다음엔 달걀흰자 거품을 발라 모공을 조여 주는 과정을 시행하는 부지런한 친구들이 많다는 게다.

　하지만 여기서 한 가지 기억할 것이 있다. 코 팩이 모공을 청소해 주는 역할을 하는 것은 맞다. 하지만 깨끗하게 청소된 모공이 언제까지나 계속 그렇게 얌전히 비어 있을까? 천만의 말씀! 싹 비운 모공 속에는 또 언제 그랬냐는 듯이 다시 피지와 오염물이 켜켜이 쌓이고, 순간적으로 수축이 된 듯 보이던 모공도 하루만 지나면 원래의 크기로 돌아간다.

　처음에 말했듯 한 번 늘어난 모공은 우리가 집에서 할 수 있는 홈 케어를 통해 수축되지 않는다. 오히려 코 팩을 자주 하게 되면 코에 자극이 많이 가서 피부가 벗겨진다거나 딸기코와 같은 증상이 생길 수도 있고, 블랙헤드가 모공을 빠져 나오는 과정에서 모공의 표면이 더욱 넓어질 수도 있다. 게다가 코 팩을 한 뒤 제대로 사후 관리가 되지 않으면 텅 비어 있는 모공 사이에 더러움이 쉽게 자리 잡아 블랙헤드가 더욱 심해지기도 한다.

그래서 나는 보기 흉할 정도로 검게 자리 잡고, 만지면 오돌토돌한 요철이 심하게 느껴질 때를 제외하곤 코 팩의 사용을 자제하는 것이 좋다고 본다. 입자가 고운 스크럽 제품을 사용해 블랙헤드의 표면만 정리해도 육안상으로 모공이 심하게 거슬려 보이지 않을 것이며, 모공이 더 넓어지는 증세도 예방할 수 있다.

세안은 손으로? 도구로?

네 번째 습관

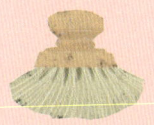

세안법에 대한 갖은 풍문이 떠돌고 있다.
손을 쓰지 말랬다가 손이 최고라 했다가…
이랬다저랬다 소문 참 다양하더라.
그렇다면 진실은? 그냥 하자, 그냥! 하던 대로!

세안이 중요하다는 것은 백 번 강조해도 모자라다

세안만 잘 해도 꿀피부로 가는 길이 훨씬 수월해진다. 이는 나만 알고 있는 게 아니라, 우리 모두가 알고 있는 사실이니 굳이 다시 강조하지 않아도 되리라고 본다.

여하튼, 그렇다 보니 마치 패션처럼 클렌징에도 트렌드나 유행 같은 것들이 존재하더라. 손이 얼굴에 닿지 않도록 거품만을 이용한 '솜털 세안법' 같은 새로운 방법이 등장하기도 하고, 모공 브러시, 버블 메이커, 달걀흰자 비누, 전동 브러시 등 기능적이라고 주장하는 도구나 클렌징 제품의 종류도 각양각색이다. 어느 땐 피부에 손이 닿지 않는 것이 좋다고 했다가, 또 어느 땐 손으로 구석구석 마사지를 하라 하니 도대체 어느 장단에 맞춰야 예뻐질 수 있는지 가끔은 나조차도 혼란스럽다.

유행에 따라 예뻐지기 위한 노력을 하는 그대들에게 묻고 싶다. 최고의 클렌징 비법이라고 말하는 다양한 방법들 중에서 정말 드라마틱한 피부 변화를 일으킨 방법이 있었는지를 말이다. 물론 개중에는 드물게도, 놀랄 만큼 피부가 좋아진 경우도 있을 것이다. 하지만 대부분은 일시적 변화였거나 기분이 색다른 정도였을 거다. 왜냐하면 우리가 그동안 해온 평범한 클렌징이 결코 세정력이 떨어진다거나 피부에 나쁜 영향을 미치는 것이 아니었기 때문이다.

각종 세안법의 허와 실

우리 조금만 더 깊이 생각해 보기로 하자. 손바닥 가득 거품을 내어 거품으로만 세안하기? 이 방법을 주장하는 이들에 의하면 손으로 인한 마찰이 피부에 트러블을 일으킬 수 있다고 한다. 물론 세안 시 얼굴을 세게 벅벅 문지른다면 당연히 피부가 민감해지긴 하겠지만, 그런 방법으로 세안하는 사람은 할아버지나 아버지 이후로 본 일이 없지 않은가 말이다.

조밀하게 거품을 내어 세안하는 것이 딥 클렌징에 도움이 되는 것은 사실. 하지만 거품만으로는 얼굴의 굴곡진 면을 완벽하게 씻을 수 없다. 깨끗이 씻은 손으로 클렌저의 거품을 내어 부드럽게! 얼굴 안쪽으로 그리고 바깥쪽으로 원을 그리면서 굴곡진 면까지 꼼꼼하게 씻는 것이 정말 좋은 세안법이다.

전동 클렌징 도구나 브러시를 사용하는 것도 자칫 잘못하면 피부 본연의 수분이나 유분까지 빼앗겨 오히려 더 건조하게 만들 수 있다. 일주일에 한두 번만 사용하거나, 콧방울 주위의 블랙헤드 관리용 정도로 쓰는 것이 좋다.

다시 말하지만 기본에 충실하라

유행하는 클렌징 방법들을 살펴보면 대체로 피부에 그 어떤 것도 남기지 않는다는 딥 클렌징을 말하고 있다. 하지만 건강한 피부를 유지하기 위해선 클렌징 후에도 기본적인 수분과 유분이

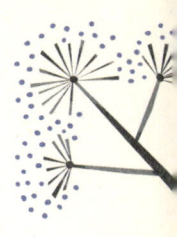

남아 있어야 한다. 그러므로 평소엔 약산성을 띠는 클렌저로 자극 없이 부드럽게, 일반적인 세안법으로 클렌징을 하자. 너무 뜨겁거나 차갑지 않은 물로 세안하고, 마무리할 때는 깨끗한 수건으로 얼굴을 톡톡 두드려 물기를 제거해 주는 것이 좋다.

여름철에는 일주일에 한두 번, 겨울철엔 일주일에 한 번 정도 기분 전환 삼아 다른 방법으로 클렌징을 하는 것도 추천한다. 단, 손바닥에 각질이나 굳은살이 많아 손이 거칠다면 세안할 때 도구를 사용하는 것이 더 좋을 수도 있다. 굳은살이 얼굴에 보이지 않는 상처를 남길 수 있기 때문이다. 이럴 땐 브러시나 해면과 같은 도구를 이용하면 피부 자극을 줄일 수 있다.

그리고 여기서 하나 더! 세안에 사용한 도구들은 깨끗이 씻어 잘 말린 뒤 보관하며, 자주 교체해 주는 것도 잊지 말아야 한다. 그렇지 않으면 걸레를 행주 삼아 그릇을 닦는 것과 진배없는, 끔찍한 상황이 벌어지고 말 테니까.

다섯 번째 습관

수건에게도 좀 관심을!

> 여왕처럼 세안을 하면 뭐하나.
> 비싼 화장품만 바르면 또 뭐하나.
> 얼굴 닦는 수건이 허접한 상태라면…
> 아이고! 도루묵이다, 도루묵!

세안 후 물기를 닦지 않는 습관

건강한 피부를 갖고 싶은 당신이라면 절대로 지나치지 말아야 할 것이 있다. 평소 무심하게 수건을 대하지 말자. 수건 관리만 잘 해도 피부 고민을 제법 많이 덜 수 있으니까.

미용에 관한 속설 중 수건을 사용하지 말라는 것이 있다. 수건의 균이 얼굴로 옮겨간다는 것. 틀린 말은 아니지만, 그렇다고 수건을 아예 사용하지 않는 것보다는 수건 관리에 신경을 쓰는 편이 피부에 더 낫다고 생각한다. 세안 후 물이 뚝뚝 떨어지는 상태에서 얼굴을 톡톡 두드려 물을 흡수시키는 것은 보습에 그리 큰 도움이 되지 않기 때문이다.

게다가 물에 젖은 상태의 피부를 두드려주면 피부에 자극을 가할 수 있고, 얼굴에 열이 오르게 하기 때문에 스킨케어 제품의 흡수를 더디게 할 수도 있다. 세안 후 이상적인 관리는 물에 젖은 얼굴을 청결한 수건으로 가볍게 닦은 뒤 화장대 앞에 앉아 남은 물기를 톡톡 두드려 흡수시키고, 화장솜에 스킨을 덜어 바르는 것이라고 생각한다. 그것이 피부 자극 없이, 피부 온도를 차갑게 유지해 스킨케어를 효과적으로 하는 방법이다.

값비싼 호텔 수건이 좋은 이유

여행의 품격을 높여주는 것은 뭐니 뭐니 해도 바스락거리는 하얀 호텔 침구와 도톰하고 포근한 수건이다. 같은 수건인데 호텔에 있는 것은 어쩐지 더욱 감촉이 훌륭하게 느껴진다. 몇 번 세탁하고 나면 처음의 도톰함은 사라지고 볼품없이 얇고 거칠어지는 집 수건과는 품격이 다른 느낌이랄까.

그 이유는 바로 실의 굵기에 있다. 원단을 만들 때 사용하는 실의 굵기를 뜻하는 '수'의 차이가 수건의 퀄리티를 결정하는 것. 호텔에서 사용하는 타월의 경우 대부분 40수 이상의 100% 코튼 소재로 되어 있는데 비해, 일반 가정에서 쓰는 수건의 대부분은

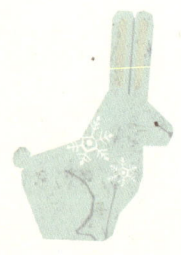

20~30수. 그러니 당연히 품격이 다를 수밖에!

그렇다면 이런 '수'의 차이가 피부에 영향을 미치는 것은 왜 일까? 좋은 실로 만들어 도톰하고 부드러운 감촉의 수건은 여러 번 빨아도 모양 변형이 거의 없이 처음의 부드러움을 유지하는 반면, 얇은 수건은 몇 번만 세탁을 하면 거칠고 뻣뻣해져서 연약한 피부에 상처를 내기 쉽다.

그러므로 좋은 수건은 처음 구입할 때 가격이 비싸 망설이게 되지만, 긴 기간을 두고 본다면 훨씬 오래 사용할 수 있으니 수건을 살 때는 품질과 사용 기간을 고려하는 것이 좋겠다.

수건은 이렇게 관리하자

새 수건을 구입했다면 사용하기 전에 반드시 세탁을 해야 한다. 지금 당장 사용해도 될 것처럼 깨끗해 보이지만, 사실 새 수건의 대부분은 특별한 코팅 처리가 되어 있다. 소비자를 현혹시키기 위해 이런 처리를 한 것인데, 코팅이 되어 있는 경우에는 수분 흡수력이 떨어지고, 민감한 피부라면 트러블까지 유발할 수 있으므로 수건은 구입 후 반드시 세탁해서 사용한다.

여기서 잠깐! 수건을 세탁할 때는 세제 사용을 최소한으로 하는 것이 좋다. 수건은 더러운 것을 닦는 용도로 쓰이는 것이 아니라, 고작해야 물기를 닦아내는 정도로 사용하기 때문에 그리 많은 양의 세제가 필요치 않다. 세제 찌꺼기가 남아 있는 수건으로 얼굴을 닦는다고 생각하면 찝찝하지 않을 수가 없다.

뿐만 아니라 섬유 유연제의 사용 또한 자제할 것. 섬유의 마찰력을 감소시켜 잔털과 보풀이 생기기 쉽다. 또한 세제와 마찬가지로 유연제의 잔여물이 남아 있으면 피부 트러블의 원인이 될 수도 있기 때문이다.

이번에는 널기. 다른 빨래도 마찬가지지만 세탁기에서 꺼낸 뒤 건조대에 널기 전, 수건은 아주 세게 털어주는 것이 좋다. 타

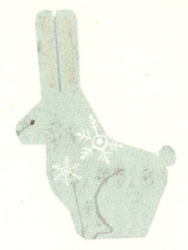

월지는 고리 모양의 루프로 이뤄져 있는데 세탁을 하면 이 부분이 잔뜩 엉켜 버리기 때문이다. 탁탁 털어서 엉킴을 풀어주어야 수분 흡수력이 높아진다.

그리고 한 가지 더! 사용한 수건은 어떻게 관리하는가? 축축한 상태 그대로 세탁 바구니에 넣어 두는 것은 결코 좋은 방법이 아니다. 조금 귀찮기는 하지만 완전히 건조시킨 뒤 넣어야 타월의 세균 번식을 막을 수 있다. 축축하게 젖은 타월을 그대로 쌓아 놓으면 청결한 수건을 기대하기 어렵다. 사용한 직후 곧바로 세탁할 것이 아니라면 일단 건조대에 널어 말린 뒤 세탁 바구니에 넣을 것을 권한다.

Review 1

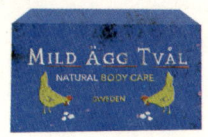

복습! 드라마틱한 세안에 대하여

1 세안 전 반드시 손부터 씻는다.

2 클렌징 오일이나 로션을 쓸 때도 손 먼저 씻는다.

3 그렇다고 굳이 손 세정제를 따로 쓸 필요는 없다.

4 손톱은 가능한 한 짧게 관리하는 것이 좋다.

5 손으로 얼굴을 만지는 습관? 버려라!

6 아침에도 피지와 오염물이 있으니 물 세안만으로는 부족하다.

7 아침 세안은 약산성 클렌저로 가볍게 살살!

8 찬물 세안만으로는 모공의 크기를 줄일 수 없다.

9 입자가 큰 스크럽제는 가능하면 피하는 게 좋다.

10 코 팩을 너무 좋아하다가는 모공 넓은 딸기코가 될 수도!

11 세안 도구? 기계? 깨끗한 손으로 부드럽게 마사지하듯 씻는 것이 최고다!

12 세안 후 물기를 닦지 않고 얼굴을 두드려서 말리면
오히려 피부에 자극을 줄 수 있다.

13 수건에 돈 써라. 좋은 수건을 쓰는 것도 피부를 위한 투자다.

14 쓰고 난 수건은 곧바로 세탁할 것이 아니라면 일단 말려서 빨아라.

15 수건은 소량의 세제로 빨고, 섬유 유연제도 쓰지 않는 게 좋다.

care for TROUBLE
[피부 고민]에 대처하는 방법

Part 2

미스 홍당무의 홍조 관리

여섯 번째 습관

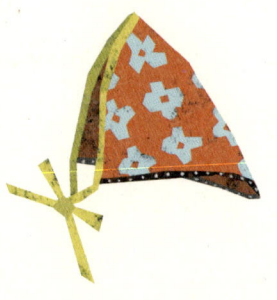

> 술을 마신 것도 아닌데 벌겋고,
> 모처럼 멋진 남자를 만났는데 벌겋고,
> 이유도 없는데 괜히 벌게지고…
> 이런 얼굴 도대체 어쩔 거야?

빨갛고 통통한 볼을 가진 아이들이 뛰노는 모습에서 눈을 떼지 못한 적이 있지 않은가? 확실히 적당한 생기와 혈색은 사람을 훨씬 생동감 있고 어려 보이게 만드는 것이 사실이다. 메이크업의 마무리에 블러셔를 하는 것도 건강한 혈색을 더해 아이와 같은 생기를 연출하기 위함이 아니겠는가.

그러나 뭐든 적당해야 하는 법. 심한 홍조는 겪어보지 않은 사람은 짐작조차 할 수 없는 콤플렉스가 되기도 한다. 늘 술에 취해 있는 것처럼 보이기도 하고, 약간은 촌스러워 보이는 얼굴 때문에 속상할 수도 있다. 계속 그렇게 달아올라 있지는 않아도 뜨겁거나 매운 음식을 먹을 때, 많은 사람들 앞에서 이야기를 할 때, 차가운 곳에 있다가 따뜻한 곳으로 이동했을 때 심하게 붉어지는 얼굴 또한 홍조 관리가 필요한 피부라고 할 수 있다. 그렇다면 심한 홍조, 이것은 도대체 왜 생기는 것일까?

우리 얼굴에는 무수히 많은 혈관이 자리 잡고 있다. 이 혈관은 고무줄과 같은 탄성이 있기 때문에 더울 때는 늘어나서 열을 발산시키고, 추울 때는 수축해서 열을 유지하는 역할을 한다.

그런데 여러 가지 원인으로 혈관에 무리가 가서 수축력이 떨어지면 지속적으로 늘어진 상태를 유지할 수밖에 없다. 쉽게 말해 고무줄에 힘이 다 빠진 상태처럼 되어 버리는 것. 원인이야 무수히 많지만 가장 흔한 경우를 예로 들면 아래와 같다.

- 맵거나 자극적인 음식을 자주 섭취하는 경우
- 찬바람을 많이 쐬는 경우
- 사우나 등을 즐기며, 급격한 온도 변화를 많이 겪은 경우
- 잦은 음주로 인해 혈관의 확장과 수축 횟수가 보통 사람보다 많은 경우
- 피부 트러블 등으로 스테로이드 연고를 오래 바른 경우
- 여성 호르몬이 감소하는 폐경기
- 자외선에 노출되는 빈도가 많은 경우

위와 같은 다양한 원인으로 피부 혈관이 탄성을 잃어 홍조 현상이 나타나는 것이라고 볼 수 있다. 그런데 이런 홍조에도 단계가 있다. 붉은 얼굴로 고민이라면 아래에서 내가 어떤 단계에 해당하는지 살펴보자.

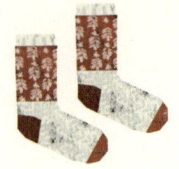

1단계 : 가벼운 안면 홍조로 인해서 다른 이들에 비해서 얼굴이 자주 붉어지고 오래 지속된다.

2단계 : 혈관 확장의 범위가 넓어져서 눈도 자주 충혈된다.

3단계 : 안면 홍조와 눈 충혈이 잦고, 홍조 부위에 여드름인 듯 보이는 구진과 농포가 발생한다.

4단계 : 피부가 우둘투둘해지고 흔히 말하는 딸기코가 된다.

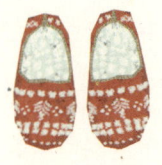

1단계 홍조는 생활 습관을 바꾸는 것만으로도 충분히 증상을 완화할 수 있다. 그런데 2단계부터는 증상이 가볍지만은 않기 때문에 피부과 상담을 권하고 싶다. 상담을 통해 내 피부에 맞는 레이저 시술을 받으면 한결 호전될 수 있다.

 여기서 독자들은 묻고 싶을 것이다. 어떤 레이저 시술이 좋은지를. 그런데 사실 병원마다 보유하고 있는 레이저 기기가 다르고, 기술이 하루가 다르게 발전하면서 기계도 계속 개발되기 때문에 어떤 레이저 시술이 좋다고 단정지어 답하기 어렵다. 그러므로 우선 가까운 병원을 찾아 상담을 받고 결정하도록 하자.

 홍조 완화를 위한 레이저 시술은 비교적 간단하므로 시술 후에도 일상생활에 지장을 주지 않으니 크게 부담 갖지 않아도 된다. 혈관이 늘어져서 생긴 홍조가 아니라 모낭의 진드기로 인해 홍조가 발생하는 경우도 있는데, 이런 경우엔 항생제를 처방 받아서 먹거나 바르면 금세 효과를 볼 수도 있다. 이처럼 홍조의 정확한 원인과 해결책을 알기 위해선 병원을 찾는 것이 가장 빠른 방법이긴 하지만, 치료뿐 아니라 홍조를 완화할 수 있는 생활 수칙도 함께 병행하는 것이 좋다. 가장 중요한 것은 혈관에 자극이 되는 것들은 최대한 피하는 것이다. 그렇다면 어떤 방법들이 있을까?

- 세안 시 물의 온도는 너무 차갑지도 뜨겁지도 않은, 약간 시원하거나 약간 따뜻한 정도의 온도로 맞출 것.
- 얼굴을 박박 문지르면서 씻어야 깨끗해지는 것은 아니다. 그 대신 거품으로 가볍게 롤링하는 세안법으로 바꿀 것.
- 자외선 역시 홍조를 심화시키는 원인이 되므로 외출할 때는 반드시 자외선 차단제를 바르도록 할 것. 그것도 충분히, 듬뿍!

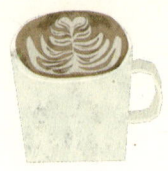

- 반신욕이나 입욕은 건강에 좋을지 몰라도 홍조를 유발할 수 있다. 그러므로 붉은 피부를 완화하고 싶다면 반신욕이나 입욕은 너무 자주 하지 말 것.
- 자극적인 음식도 혈관을 확장하는 요인 중 하나. 맵고 뜨거운 음식을 먹으면 얼굴이 벌겋게 달아오르면서 땀이 흐르는 경우가 있는데, 얼굴이 달아오른다는 것은 피부 혈관이 확장되었기 때문이다. 그러므로 뜨거운 음식을 자주 먹으면 혈관이 탄성을 잃어 홍조가 심해질 수 있으므로 삼갈 것.
- 술 또한 최대한 피할 것. 술을 마시면 알코올 기운이 있는 동안 지속적으로 혈관이 확장되기 때문에 매운 음식보다 더욱 위험하다고 볼 수 있다.
- 커피에 들어 있는 카페인은 교감 신경을 자극해서 흥분을 유발하는데, 이런 카페인으로 인한 자극도 홍조에 영향을 미칠 수 있으므로 안면 홍조로 고민이라면 카페인 섭취도 제한할 것.
- 담배도 홍조에 영향을 미친다. 담배의 니코틴과 그 외의 여러 유해 성분들이 혈관 내벽에 흡착되어 혈관의 건강을 해치고, 탄력을 떨어뜨리기 때문이다. 아무튼 담배는 백해무익! 무조건 끊는 것만이 답이라는 것을 기억하자.

홍조를 유발하는 나쁜 습관들에 대해 살펴보았다. 이와 반대로 얼굴을 시원하게 하는 방법들을 실천하면 홍조를 어느 정도 개선할 수 있다.

가장 간단한 방법은 팩! 시원하게 냉장 보관한 마스크 팩이나 고무 팩은 뜨겁게 달아오른 피부의 온도를 낮춰주므로 얼굴에 심하게 열이 나는 경우에는 이런 팩을 활용해 열기를 식혀주자. 여기서 잠깐! 얼굴을 시원하게 하는 것이 중요하다고는 하지만 에어컨 바람은 홍조 완화에 전혀 도움이 되지 않는다. 오히려 피부를 건조하게 만들고 자극이 될 수 있다.

이제 좀 홍조 고민을 해소하기 위해 지켜야 할 규칙들이 선명히 보이지 않는가? 얼굴에 자극을 주지 말고 뜨겁게 하지 않으면 홍조를 완화하거나 예방할 수 있다는 것 말이다. 이것만 기억한다면 우리를 종종 난처하게 만드는 홍조 고민은 한결 줄어들 것이다.

Tip

홍조를 완화해 주는 화장품은 없을까?

이쯤 되면 또 궁금해질 것이다. 붉은 기운을 내려주는 화장품은 없는지에 대해서 말이다. 홍조에 도움이 되는 화장품을 알고 싶다면 일단 홍조에 좋지 않은 화장품부터 먼저 아는 것이 중요하다.

첫째 알코올이 들어 있는 제품은 최대한 피할 것. 바른 즉시 피부를 시원하게 해주지만 자극을 줄 수 있기 때문이다. 필링이나 스크럽 제품도 잘못 사용하면 피부를 민감하게 하고 자극을 줄 수 있으므로 멀리할 것을 권한다. 반면 비타민 K 성분은 혈관의 확장을 막아주는 효과가 있으니, 비타민 K가 함유된 제품을 꾸준히 사용한다면 붉은 피부 톤을 완화하는 효과를 기대할 수 있다.

굳이 이런 기능성 화장품이 아니더라도 보습력이 뛰어난 수분 제품을 충분히 바르는 것도 홍조 예방과 완화에 어느 정도 도움이 된다. 피부에 수분이 충분하면 그 자체로 진정, 쿨링 효과를 볼 수 있고, 보습 및 방어 막이 잘 형성되어 외부 자극에 대처할 수 있는 힘이 생기기 때문이다.

마지막으로 홍조 피부는 민감성 피부에 해당하므로 얼굴에 바르는 화장품의 종류를 줄이고, 보습 위주의 스킨케어를 꾸준히 하는 것이 중요하다. 이런 습관만 제대로 지켜도 한결 건강해진 피부를 만날 수 있을 것이다.

자외선 차단이
중요한 까닭

일곱 번째 습관

얼마나 더 강조해야 까먹지 않을까?
끼니는 걸러도 자외선 차단제는 챙기라는 것.
대왕마마 모시듯 하자!
자외선 차단을 위한 모든 것들!

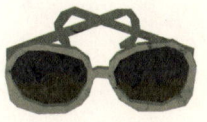

새끼손가락 한 마디만큼 쭉 짜서 발라라

그동안 방송에 출연할 때마다 여러 차례 이야기했고, 병원에 내원하는 환자들에게도 재차 강조하는 것이 있다면 다름 아닌 자외선 차단에 관한 것이다. 스페셜 케어가 아니라 일상적인 피부 관리에 관한 한, 자외선 차단보다 더 중요한 것은 없다고 말해도 과언이 아니니까.

나는 평소 자가용을 이용하기보다 걷는 것을 즐기는 편이다. 그래서 가방 속에는 언제나 렌즈가 큰 선글라스와 챙이 넓은 모자가 준비되어 있다. 물론 자외선 차단제는 두말할 나위 없이 필수 항목이다. 아침에 메이크업을 할 때는 자외선 차단제를 새끼손가락 한 마디 정도로 쭉 짜서 바른다. '그렇게나 많이?' 하고 생각할 수도 있겠지만, 실제로 전문가들이 권장하는 자외선 차단제 사용량이 바로 이 정도이므로 놀라지 말 것. 이처럼 간단한 노력만으로도 피부 노화 속도를 훨씬 더디게 할 수 있다.

햇볕을 적당히 쬐는 것은 인체에 활력을 더하는, 매우 바람직한 효과가 있다. 하지만 문제는 햇빛 속 자외선이 피부 노화를 급격히 진행시키는 가장 큰 요인이라는 사실이다. 피부 노화는 크게 생체 노화와 광 노화로 나뉜다. 생체 노화란 나이가 들면서 어쩔 수 없이 진행되는 노화 현상이며, 광 노화는 자외선에 의해 진행되는 노화다.

광 노화는 생체 노화에 비해서 진행 속도가 무척 빠르다는 것이 특징이다. 이해를 돕기 위해 좀 더 알기 쉽게 설명해 볼까?

본인의 얼굴 피부와 엉덩이 피부를 비교해 보도록 하자. 생체 노화는 얼굴과 엉덩이에 동시에 진행되는데, 햇빛을 볼 일 없는 엉덩이 피부는 부드럽고 뽀얀 데다 결이 고운 반면 얼굴 피부는 잔주름과 어두워진 톤, 군데군데 일어난 색소 침착 등의 현상이 보이지 않는가. 바로 이것이 생체 노화는 서서히 진행되는 반면, 광 노화는 빠르고 강하게 진행된다는 증거다.

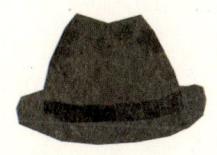

PA는 뭐고, SPF는 또 무슨 뜻이지?

이와 같은 광 노화의 주범은 바로 자외선이다. 일반적으로 파장에 따라 자외선 A_{UVA}와 자외선 B_{UVB} 그리고 자외선 C_{UVC}로 분류할 수 있다. 이 중 자외선 C는 오존층에서 대부분 흡수되어 피부에 거의 영향을 미치지 않았지만, 최근 지구 온난화와 대기 오염으로 오존층이 파괴되면서 자외선 C의 피부 영향력도 증가하고 있는 추세이긴 하다. 하지만 가장 문제가 되는 것은 지구에 도달해 피부에 영향을 미치는 자외선 A와 B라고 할 수 있다.

자외선 A는 강도가 약한 반면, 지구에 도달하는 양이 매우 많은 편이어서 가장 크게 피부 문제를 일으키는 주범이다. 다름 아닌 멜라닌 세포의 수를 증가시키기 때문에 기미나 잡티를 생성하는 데도 아주 큰 역할을 한다. 게다가 피부 깊숙이 침투하기 때문에 콜라겐의 파괴를 가속화시켜 잔주름을 생성하고, 피부 건조를 유발하기도 한다. 뿐만 아니라 피부가 지속적으로 장기간 햇빛에 노출될 경우에는 피부암을 유발하기도 한다.

자외선 차단제의 PAProtection grade of UVA 지수는 바로 이런 자외선 A를 차단하는 능력을 나타내는 것이다. PA 뒤에 +가 1개 붙은 경우는 자외선 차단제를 바르지 않았을 때보다 2~4배의 자외선 A 차단 효과가 있고, ++는 4~8배, +++는 8배 이상의 효과가 있다고 해석하면 된다.

자외선 B는 강도가 아주 센 자외선이며 화상이나 햇빛 알레르기 등의 원인이 된다. 여름철 햇빛에 많이 노출되었을 때 물집이 생기고, 허물이 벗겨져 따갑고 아픈 증상이 나타나는 것은 자외선 B 때문이다. 또한 자외선 B는 기저세포암이나 편평세포암, 흑색종의 원인이 되기도 하다.

자외선 차단제의 SPFSun Protection Factor 지수는 자외선 B를 차단하는 시간을 뜻하며SPF1=15분, SPF 숫자가 높을수록 차단하는 시간이 길어질 뿐 아니라 자외선 B의 차단 효과도 뛰어나다.

자외선 차단제, 어떤 것을 고를까?

대뜸 결론부터 정리해 보기로 한다. 자외선 차단제를 언제, 어떤 것으로 발라야 하는지에 대해서 말이다.

- 일상생활 시 SPF15~30 PA+
- 야외 활동이 많은 날 SPF30+ PA++
- 휴양지 등 자외선이 강한 곳에 갈 때 SPF50+ PA+++

자외선 차단제는 이런 정도로 사용하면 적당하다. 자외선 차단에 특히 신경을 쓰는 나는 일상생활에서는 SPF50 PA+++의 제품을, 여름에 야외 활동을 할 때는 SPF90 PA+++의 제품을 쓴다. 자외선 차단 지수가 높다고 무조건 차단이 많이 되는 것은 아니지만, 자외선 차단제를 중간 중간 덧발라 주는 꼼꼼함이나 세심함이 부족하기 때문에 한 번 바를 때 차단 지수가 높은 제품을 충분히 발라주는 것으로 위안을 삼는다고나 할까.

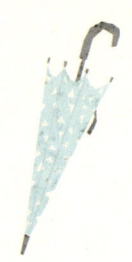

스프레이 타입보다 로션이나 크림 타입으로!

자외선 차단 지수가 높은 제품은 독하다는 말 때문에 기피하는 경우도 있다. 하지만 민감하거나 트러블이 잦은 피부를 가진 사람이라면 자외선 차단 지수를 볼 것이 아니라, 자외선 차단 성분이 무엇인지를 살펴봐야 한다.

뒷장에서 좀 더 자세히 자외선 차단제에 대해 다루겠지만 징크옥사이드, 티타늄다이옥사이드 성분은 피부에 트러블을 일으키지 않아 민감성 피부에도 부작용이 없기 때문에, 자외선 차단제를 고를 때 이 성분이 많이 함유된 제품을 고르면 트러블 고민 없이 사용할 수 있다.

그리고 다양한 타입의 자외선 차단제가 있지만 스프레이 타입이나 메이크업 제품에 섞인 자외선 차단제는 그 효과가 떨어지기 때문에 크림이나 로션 타입의 제품을 단독으로 사용할 것을 권한다.

악건성 피부 관리법

여덟 번째 습관

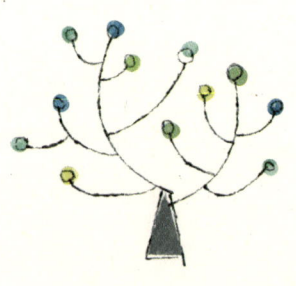

피부과를 찾는 사람들의 피부 유형은 참으로 극과 극이다. 그 대표적인 예가 심한 지성 피부이거나 혹은 엄청난 건성 피부인 경우라고 할 수 있다. 그런데 유분이 많은 지성 피부의 사람은 아무래도 여드름이나 모공 고민 때문에 찾는다지만, 건성 피부는 굳이 피부과를 찾을 필요가 있을까, 하고 묻고 싶을지도 모르겠다. 하지만 나이가 들면 들수록 더욱 문제가 되는 것은 지성 피부가 아니라 건성 피부다.

　건조한 피부를 현미경으로 들여다보면 피부 장벽층이 상당히 많이 손상되어 있는 것을 쉽게 확인할 수 있다. 피부 장벽층은 유분 층과 수분 층으로 이루어져 있는데, 건성 피부는 그 어느 층 하나도 건강하게 제 능력을 다하지 못한다. 때문에 외부 자극에 쉽게 민감해질 수밖에 없다. 알레르기나 가려움증 같은 괴로운 증상뿐만 아니라, 잔주름과 굵은 주름이 자리 잡기 쉬우며 피부에 힘이 없어져서 탄력감 역시 눈에 띄게 떨어진다.

지성 피부라 여드름과 모공 고민이 있다고?
건성 피부가 차라리 부럽다고?
천만의 말씀! 만만의 콩떡!
수분감 없는 낙엽 피부도 처방이 필요하다.

사실 아직 젊다고 자부하는 20대나 30대 초반까지는 수분 크림을 충분히 바르는 것만으로도 어느 정도 건조함을 잡을 수 있다. 아주 극심한 건성이라면 또 모를까. 대부분 평소 관리로 해결이 가능한 편이다. 이것이 바로 젊은 피부의 힘이기도 하다.

하지만 30대로 들어서고, 이후로 점점 더 나이가 들면 피부 지질 막이 지속적으로 약해지기 때문에 지질 막을 강화하는 관리를 해주어야 한다. 세라마이드, 콜레스테롤, 지방산 등으로 구성되어 있는 지질 막이 제 기능을 해야만 비로소 피부 수분이 증발하는 것을 예방할 수 있기 때문이다.

이 책을 읽고 난 이후부터는 보습 제품을 구입할 때 성분을 충분히 따져 보라고 말하고 싶다. 특히 천연 보습 인자인 아미노산이나 히알루론산, 세라마이드, 글리세린 등의 성분이 포함된 보습제라면 지질 막을 강화하는 데 도움을 주므로 건성 피부를 가진 사람들에게 추천한다. 코코넛 오일, 호호바 오일, 시어버터, 라놀린 등의 성분 또한 피부 지질 막과 유사한 역할을 하므로 보조적으로 사용해도 좋다.

잦은 비누 세안은 피부 보습 막을 파괴시킬 수 있으므로 알칼리성을 띠는 비누보다는 피부와 비슷한 약산성을 띠고 있는 클렌저를 사용하는 것을 추천한다. 건성 피부라면 물로만 세안하는 것이 건조함을 해결하는 데 도움이 된다고 말하는 사람들도 있지만, 오염물이 제대로 정리되지 않거나 각질이 쌓이면 오히려 피부 건조함을 더욱 심화시킬 수 있으므로 피부가 유난히 예민한 날에만 물 세안을 하는 것이 좋다.

아무튼 건성 피부든 지성 피부든 건강한 컨디션을 유지하기 위해서는 오염물을 잘 제거하고 보습 제품을 충분히 발라주는 것이 기본 중의 기본임을 기억하자.

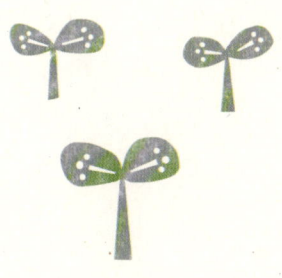

아홉 번째 습관

유난히 민감해진
피부를 위한 처방

> 사실 피부는 기분파다.
> 피부 기분에 따라 상태가 달라지니까.
> 멀쩡하던 피부가 갑자기 예민해졌다면
> 아기 다루듯 조심조심 달래야 한다.

피부도 아프다. 평소와 다르게 예민해지고 유난히 더 아픈 날이 있다. 환절기, 햇빛을 많이 받았을 때, 피로가 누적되어 피부까지 지쳤을 때, 잘못된 스킨케어로 피부가 뒤집어졌을 때 등이 그렇다. 얼굴은 붉고, 화장솜만 살짝 닿아도 따갑고, 각질도 우수수 일어나니 어떤 화장품을 발라도 스미지 않고 겉도는 느낌?

피부가 민감해지면 대사 능력이 떨어지고 재생 속도도 느려지게 된다. 마치 우리가 심한 감기를 앓듯, 피부 컨디션 또한 전체적으로 저하된 상태라고 보면 된다. 이럴 때 각질이 일어나고 화장이 잘 먹지 않는다고 해서 섣불리 각질 제거를 했다가는 화끈거리는 피부로 인해 오랫동안 고통 받을 수 있다.

또한 만성적인 홍조를 얻게 될 수도 있다. 묵은 각질이 쌓인 것이 아니라, 아직 탈락 주기가 한참 남은 피부 세포가 컨디션 난조로 인해 고개를 내민 것이니 진정시켜 주는 것이 첫 번째! 그러므로 오직 보습에만 집중하도록 하자.

예민한 피부 세안에는 산뜻하고 가벼운 중성 혹은 약산성의 리퀴드 타입이나 젤 타입의 클렌저가 좋다. 깨끗한 손으로 거품을 충분하게 내서 얼굴에 손이 많이 닿지 않도록 차진 거품을 이용해 오염물을 제거할 것. 물로 헹굴 때는 문지르기보다는 물을 끼얹어 가며 헹궈내고, 마지막으로 조금 차가운 물로 패팅해 피부의 붉은 기가 진정되도록 한다.

자극적인 스킨케어 제품은 피부를 화끈거리게 하여 피부의 민감도를 높일 수 있다. 집에 민감성 피부를 위한 제품이 있다면 그것만 얇게 바르는 것이 답이다. 만일 그런 화장품이 없다면 미스트를 뿌리고 가볍게 토닥토닥 두드려 주는 것을 몇 번 반복한 뒤 크림을 발라도 좋다. 그런데 미스트도 없다면? 스킨을 화장솜에 덜어서 평소처럼 닦아내는 대신 가볍게 두드려 가며 흡수시키자. 이때 사용하는 화장솜은 보풀이 일어나지 않는 쫀쫀한 소재가 좋다.

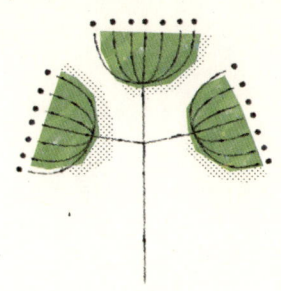

    차가운 오이로 팩을 하거나 녹차 우린 물을 시원하게 보관한 뒤 얼굴에 팩을 하는 것도 피부 진정에 도움이 된다. 팩을 오래 붙이면 수분이 말라서 떼어낼 때 자극을 줄 수 있으므로 아깝더라도 15~20분 내외로 끝내고 보습제를 발라줄 것.

    또한 민감한 피부에 여러 단계의 스킨케어는 금물! 스킨으로 피부 결을 정돈한 뒤 민감성 지성 피부라면 자극이 없는 로션을, 민감성 건성 피부라면 자극이 없는 크림이나 오일 정도만 바르고 휴식을 취하는 것이 더 이상 피부를 예민하지 않게 하는 좋은 방법이다.

    만약 이렇게 관리하는데도 피부가 계속 붉고 따갑다면? 이런 경우 지체하지 말고 가까운 피부과로 향할 것. 민감한 상태를 오래 방치하면 걷잡을 수 없이 피부 컨디션이 나빠지거나, 나중에는 각종 피부염 등으로 오래 병원 신세를 져야 할 수도 있으니까. 전문가의 손길이 필요할 때는 과감하게 손을 내미는 것도 내 피부를 위한 현명한 방법이다.

Tip

요즘 최고 유행! 식염수 팩에 대하여

병원을 찾는 환자들은 물론 잡지나 언론사 기자들이 최근 식염수 팩에 대해 자주 질문을 한다. 화장솜에 식염수를 적셔 마스크 팩을 하듯 얼굴에 올려놓는 팩이 유행이라는데, 이것이 정말 피부 트러블에 도움이 되느냐는 것이다.

물론 제대로 한다면 피부 트러블에 도움이 된다. 피부과에서 피부 진정을 위해 사용하기도 하는 처방이니까. 방법은 간단하다. 약국에 가서 '멸균생리식염수'를 구입할 것. 가격은 1천~2천원 내외로 매우 저렴하다.

단, 방부제가 들어 있지 않아 코 세척용으로도 사용 가능한 것을 골라야 한다. 보존제가 들어가 있는 제품은 겉면에 '코 세척 용도로 사용하지 말라'는 문구나 '렌즈 세척에만 사용하라'는 글이 적혀 있으므로 이런 제품은 선택하지 말 것.

안전한 식염수를 구입했다면 화장솜에 식염수를 흐르지 않을 정도로 충분히 적신 뒤에 오이 팩을 할 때처럼 피부에 척척 올리고 15분 정도 기다리면 끝! 식염수 팩은 이렇게 간단하면서도 피부 진정에 효과적이다. 체액과 같은 농도의 물이기 때문에 피부에 문제를 일으키지 않으면서 각종 피부 염증이나 트러블을 진정시키는 효과가 있다.

꾸준히 한다면 수분 부족으로 인해 좁쌀같이 우둘투둘하게 돋은 여드름도 잠재울 수 있고, 붉고 아픈 화농성 여드름이 더 심하게 진행되거나 곪는 것도 막을 수 있다. 뿐만 아니라 피부에 수분이 채워져 다음 날 피부 결이 고와지고, 홍조가 완

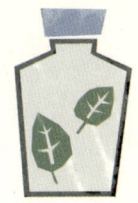

화되며 화장이 잘 흡수되는 효과도 기대할 수 있다.
그러나 이렇게 좋은 점만 있는 것이 아니다. 예민하면서 트러블이 생긴 피부에는 효과가 있을 수 있지만, 그 외의 미백이나 다른 효과를 기대한다면 실망할 수 있다. 게다가 멸균생리식염수는 방부제가 없기 때문에 일단 개봉하면 세균으로 인한 오염이 바로 진행된다. 그러므로 식염수는 개봉 후 3~4일 정도만 쓸 수 있다고 생각하면 된다. 식염수 통 하나가 평균 1리터가 넘으니 쓰는 양보다는 버리는 양이 더 많다고 볼 수 있다.
식염수는 차갑게 보관해서 팩으로 활용하면 그 효과가 더욱 좋으며, 아깝더라도 화장솜이 촉촉한 상태일 때 팩을 떼어내는 것이 피부엔 더욱 좋다. 트러블의 위험에서 다른 팩에 비해 안전한 것이 사실이지만, 모든 피부에 완벽하게 잘 맞는 것은 아니다. 만약 식염수 팩을 한 뒤 피부가 따갑거나 화끈거리는 등의 증상을 보인다면 당장 중지하고 차가운 물로 씻어낼 것.
식염수 팩을 한 뒤엔 따로 씻어내지 않아도 괜찮지만 예민한 피부라면 물 세안을 하자. 식염수엔 유분이 없으므로 팩을 한 뒤 아무것도 바르지 않는다면 피부가 굉장히 땅길 수 있다. 그러니 마무리 단계에서 보습제를 충분히 바르는 것이 기본 중 기본이라는 점, 잊지 말 것!

말할 수 없는 평생 고민 제모!

열 번째 습관

머리카락을 제외한 털은 하여튼 고민이다.
날이 더워지면 그 고민이 더 커진다.
제모가 필요한 순간, 당신은 무엇을 하나?
지금부터 그 방법을 알아보자.

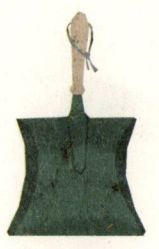

여자, 털과의 전쟁을 시작하다

늦은 봄이나 초여름이 되면 피부과나 성형외과 등을 찾는 환자들 중 제모 시술을 받기 위해 내원하는 비율이 압도적으로 높아진다. 겨드랑이는 기본, 팔다리, 손가락, 배, 인중 등 제모 고민 부위도 얼마나 다양한지 모른다. 비키니 라인 왁싱을 전문으로 하는 숍도 최근 엄청난 특수를 누리고 있다고 하니 머리카락을 제외한 모든 털은 여자들의 평생 고민임이 분명하다.

뽑든 밀든 시술을 통해 모근까지 제거하든, 모두 귀찮고 번거로운 일이다. 게다가 피부에 적지 않은 자극을 주기 때문에 애프터 케어가 제대로 이루어지지 않는다면 여자들만의 특권인 부드러운 살결까지 망가질 수 있으니… 이쯤에서 제모에 대한 정보를 가볍게 다뤄보려 한다.

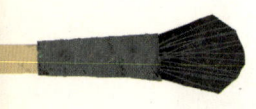

면도기로 밀어 볼까?

일단, 면도기로 밀기! 이것은 가장 많은 사람들이 선택하는 방법이다. 빠른 시간 내 제모가 가능하고, 고통도 없기 때문이다. 전기면도기보다는 수동식 면도기가 훨씬 정교한 제모가 가능하지만, 상처가 날 확률이 그만큼 높다는 단점이 있다. 또한 아침에 제모를 했는데 저녁엔 샤프심 같은 털이 빠끔히 얼굴을 내밀기도 한다. 표면만 정리한 것이니 당연한 현상.

면도기를 사용할 때는 세균 감염의 문제도 늘 염두에 두어야 한다. 일단 손과 면도할 부위 그리고 면도기를 깨끗하게 씻는 것이 기본. 비누보다는 거품의 밀도가 높은 셰이빙 폼을 바르는 것이 좋다. 거품이 조밀해서 피부 자극을 한결 줄일 수 있기 때문.

넓은 면적에서부터 시작해 좁고 어려운 부분은 나중에 하는 것이 좋으며 면도 후엔 보습 제품을 충분히 발라 피부가 건조해지지 않도록 관리할 것. 또한 면도날을 아까워하지 말자. 마모된 날이 제모 효과를 떨어뜨리는 것은 둘째 치고, 피부 손상을 일으키는 까닭이다. 적어도 2주에 한 번은 면도날을 새 것으로 교체하여 사용할 것.

뽑자, 뽑아! 괜찮겠지?

두 번째, 뽑기! 이것의 장점은 모근까지 제거하기 때문에 일주일 이상 제모 효과를 유지할 수 있다는 것. 게다가 단면이 잘린 두꺼운 털이 아니라 솜털 같은 털부터 나기 때문에 만졌을 때 따가운 느낌이 없다는 것. 하지만 고통이 따르며 시간도 오래 걸린다는 단점이 있다.

족집게로 털을 뽑는 것도 세균 감염의 위험에서 안전하지 못하다. 족집게를 알코올로 소독하고, 제모한 뒤엔 알코올이 들어있는 아스트린젠트 토너 등으로 그 부위를 소독해 주면 좋다.

체모를 뽑은 상태에서 각질 제거를 완벽하게 하지 않으면 털이 제대로 자라지 못하고 피부 속에서 꼬불꼬불 자리를 잡는 일명 '인그로운 헤어'가 피부에 잔뜩 나타날 수 있다. 인그로운 헤어를 예방하기 위해서는 이틀에 한 번씩은 보디 스크럽제로 마사지해 피부에 각질이 쌓이지 않도록 관리해야 한다.

제모 크림으로 시원하게?

면도와 한 올 한 올 뽑기의 장점을 합쳤다고 주장하는 방법이 있다. 바로 제모 크림이다. 제모를 원하는 부위에 크림을 발라 털을 녹이는 것이다. 마치 수명을 다한 노란 고무줄처럼 털이 힘을 잃고 녹아버리는데, 뽑는 것만큼 제모 효과가 오래 지속되지는 않지만 확실히 면도보다는 오래 간다.

그러나 털을 녹일 정도의 강한 자극성 제품이다 보니 피부가 예민한 사람들은 피부염을 일으킬 수 있다. 제모 크림을 발랐을 때 따갑거나 붉어지고 가렵다면 즉시 씻어내고 다시는 사용하지 말 것.

병원에서 레이저로 끝장내기?

위의 방법들로 매번 제모를 하는 것이 번거로운 사람들은 완벽한 제모를 꿈꾸며 병원을 찾는다. 레이저를 통한 털과의 영원한 이별을 꿈꾸는 것이다. 장점은 한 오라기의 털도 남지 않은 부드러운 피부를 만날 수 있다는 것. 단점은 다른 방법에 비해 큰 비용을 지불해야 하고, 3~6주에 한 번씩 5회 이상 시술을 받아야 한다는 점이다.

레이저를 이용해 모낭에 위치한 멜라닌 색소를 파괴하는 원리이기 때문에 검게 태닝을 했다면 절대 금물! 레이저가 모낭에 있는 멜라닌뿐 아니라, 검게 태닝된 피부의 멜라닌까지 파괴하므로 화상과 물집이 생길 수 있다. 피부 톤이 다른 사람들에 비해 어두운 경우는 태닝을 한 사람만큼 위험하진 않지만, 좀 더 숙련된 전문가에게 제모를 맡길 것.

레이저 제모의 효과는 사람마다, 기계마다, 부위마다 다르지만 일반적으로 솜털보다 굵은 털이 더 제모 효과가 높다. 털은 사람과 마찬가지로 유아기 - 성인기 - 노년기 털의 단계를 거치는데 레이저는 성인기 털에만 효과가 있기 때문이다. 3~6주라는

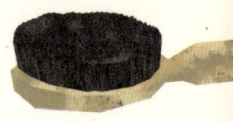

시간 간격을 두는 이유도 이 때문이다.

  또한 레이저 시술도 다른 제모 방법과 마찬가지로 피부에 자극을 주기 때문에 피부가 가렵거나 발진이 일어날 수도 있다. 보습제를 충분히 바르고, 제모 후 하루나 이틀은 물이 닿지 않도록 하는 애프터 케어에도 신경 쓴다.

  한편 또 알고 있어야 할 점은 레이저 제모도 털을 영구적으로 완벽히 제거해 주지 못한다는 사실이다. 어떤 사람은 10년이 지나도 매끈한 피부를 유지하지만, 사람에 따라 2~3년이 지나면 다시 체모가 자라기도 하니 이 점을 염두에 둘 것. 기계의 힘을 지나치게 믿고 있다가 낙심하는 일이 없도록.

'그날'의 트러블

열한 번째 습관

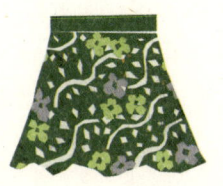

한 달에 한 번씩 꼬박꼬박 찾아오면서
좀 얌전하게 왔다 가면 좀 좋아?
피부가 홀랑 뒤집힐 정도로 요란을 떨기는!
밉상스러운 생리 주기별 피부 관리법!

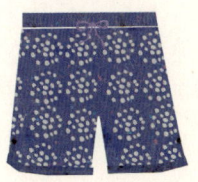

두통에 소화 불량, 허리가 끊어질 것 같은 요통, 괜히 서럽고 우울하고 불안한 기분…. 여자들이 '그날'에 겪는 정신적·신체적 스트레스는 어떤 단어로도 표현하기 힘들 만큼 어마어마하다. 게다가 얼굴 피부는 칙칙해지고, 절대로 트러블이 나지 않았으면 하는 부위에 얄밉게 여드름도 자리 잡는다. 턱을 중심으로 일명 '오서방 존'이라 불리는 코 옆, 인중 한가운데까지 장소를 가리지 않고 자리 잡은 여드름은 외모 점수를 확 떨어뜨리기 때문에 여자들이 가장 두려워하는 생리증후군 중 하나다.

이렇게 주기적으로 등장하는 여드름의 대부분은 생리 기간이 끝나면 자연스럽게 줄어드는 것이 보통이다. 하지만 문제는 매달 반복된다는 사실이다. 피부가 아직 재생되지도 않았는데 같은 자리에 여드름이 나고, 잦아들 만하면 또 나고! 정말 골칫거리가 아닐 수 없다.

그러다 보면 색소 침착은 피할 수 없게 된다. 트러블이 잦은 턱 부분만 거뭇거뭇하고 피부 톤이 어두워지면서 민낯 자신감도 확 줄어든다. 피부 톤이 얼룩덜룩하니 베이스 메이크업의 완성도 역시 떨어진다. 여드름 관리를 제대로 하지 못해 염증이 곪으면 분화구처럼 움푹 파이는 흉터가 생기기도 하니 절대 그날의 트러블을 가볍게 여겨서는 안 된다.

그런데 왜 그날이 되면 피부가 나빠지는 것일까? 원인은 호르몬 때문이다. 생리 시작일로부터 14일이 지나면 배란기가 된다. 생리 시작일로부터 배란기까지는 피부가 건조해지므로 보습 관리에 특별히 신경 쓰는 것이 좋다.

그리고 배란기부터는 프로게스테론 호르몬의 분비가 많아지면서 피부 유분이 증가해 피부 컨디션이 나빠지기 시작하고, 생리 시작 직전엔 프로게스테론 분비가 최고조에 달해 피부 상태가 최악에 이른다. 이때는 유분이 적은 제품으로 산뜻하게 피부 관리를 해줄 것.

생리가 시작되면 프로게스테론이 감소해 트러블이 잦아들고, 생리가 끝나면 에스트로겐이 분비되면서 피부 톤이 밝아지고 다시 탄력이 좋아진다. 이때는 피부가 건조해지지 않도록 보습 관리만 잘하면 된다.

이렇게 주기적인 그날의 피부 트러블들은 대부분 같은 자리에 반복해서 나타난다. 그래서 피부 재생력이 떨어진 경우나 평소 트러블이 잦은 피부는 여드름이 지나간 자리에 흉터나 색소 침착이 생기기 쉽다. 그렇다면 어떻게 관리하는 것이 좋을까?

나는 배란기를 공략하길 조언한다. 보통 생리 시작 후 14일 뒤에 배란이 시작되는데, 배란기 전에는 피부가 건조했다가 배란이 되면 피지 분비가 늘어나기 때문이다. 이 시기에는 유분기가 적은 수분 제품을 사용하고, 일주일에 두 번 정도 각질을 정돈하고, 피부 염증이 심해지지 않도록 차가운 마스크 팩 등으로 얼굴의 온도를 낮추면 그날 트러블이 올라오는 것을 예방할 수 있다.

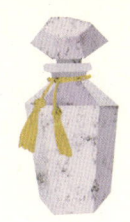

 그런데 이미 트러블이 자리 잡았을 경우에는 어떻게 해야 할까? 일단은 절대 건드리지 않는 것이 진리. 손이 스치기만 해도 손의 세균이 옮겨져 염증이 심해지기 때문이다. 함부로 짜거나 뜯어내는 것도 짙은 색소 침착과 흉터가 깊어지는 길로 가는 지름길이다. 트러블 전용 연고를 바르거나 병원을 방문해 전문의의 손길로 압출을 받길 권한다.
 흉터나 색소 침착이 생긴 지 얼마 되지 않았다면 피부과 치료를 통해 피부 재생을 도우면 훨씬 빨리 예전의 피부 컨디션을 되찾을 수 있다. 만약 피부 흔적이 고민이라면 전문의의 조언을 구하는 것도 좋다.

동안 피부를 위한
잡다한 궁금증들

열두 번째 습관

피부 노화를 막기가 쉽지 않다.
여기서 내 병원을 찾는 환자들이
자주 던지는 피부 질문들 몇 가지!
독자를 환자 돌보듯 알려주고 가겠다.

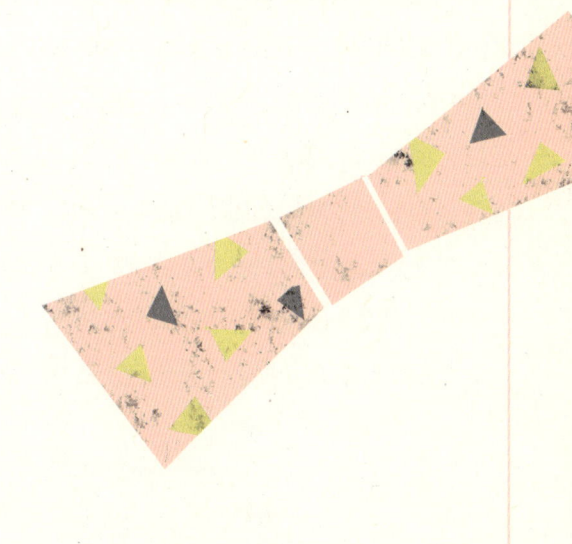

피부 나이, 노화, 주름 등과 관련된 환자들의 질문 사례를 묶었다. 20대부터 70대 환자들까지… 그들이 가장 궁금해하는 것은 나이보다 어려 보이는 피부를 보다 쉽게 갖는 방법이다. 아래 질문과 답을 꼼꼼히 읽으면 굳이 비싼 관리를 받지 않아도 동안에 한결 가까워질 수 있을 것이다.

Q 화장품 광고를 보면 화장품으로 주름이 펴지는 효과를 기대할 수 있을 것 같은데 정말 화장품만 잘 발라도 주름이 펴지나요?

육안으로 확인될 만큼 드라마틱한 효과까지는 힘들지만 어느 정도의 주름 개선 효과는 기대할 수 있습니다. 물론 깊게 자리 잡은 주름은 화장품만으로는 개선되지 않죠. 하지만 잔주름의 경우 화장품으로 일정 부분 개선 효과를 볼 수 있습니다.

피부의 각질층은 유분과 수분으로 이루어져 있는데 노화나 외부적인 요인 등으로 수분이 증발되면 유·수분의 밸런스가 깨지게 되고, 피부는 건조함으로 인해 탄력이 떨어져 주름이 잡힐 수밖에 없지요. 그러므로 제품을 통해 유·수분 밸런스를 잡아주는 것이 도움이 됩니다.

물론 주름 개선 기능성 화장품이라면 그 효과가 더 좋겠지만, 반드시 기능성 제품이어야만 효과가 있는 것은 아닙니다. 기본적으로 평소에 사용하는 보습 제품만 꾸준히 발라도 수분 막이 잘 형성되어 피부 건조나 탄력 저하 등의 고민을 덜어낼 수 있기 때문입니다. 건조한 각질층에 수분이 공급되는 것만으로도 자글자글하던 잔주름이 펴지고 피부가 정돈되니까요.

여기서 관건은 계속해서 열심히 수분 케어를 하는 일입니다. 조금 촉촉해졌다 싶어서 안심하고 방치하게 되면 피부는 또다시 건조해질 수밖에 없고, 잔주름도 이내 다시 얼굴에 자리 잡을 수 있다는 것을 염두에 두어야 합니다. 꼼꼼하고 꾸준하게! 수분 제품과 친해지는 노력을 빼먹지 말아야 할 것입니다.

Q 평소에 각질 제거를 열심히 하면 피부 재생이 활발해져 동안 피부가 될 수 있을까요?

우리 피부의 각질이 30~40일을 주기로 재생과 탈락을 반복하는 것이 정상적인 피부 재생의 사이클이다. 피부가 건강하다면 각질이 스스로 떨어져나가기 때문에 따로 제거를 해줄 필요는 없습니다. 질문하신 대로 각질 제거를 너무 열심히, 꾸준히 하다 보면 오히려 피부가 민감해질 수 있으니 정상 피부라면 각질 제거에 크게 신경 쓰지 않아도 됩니다.

단, 피부를 관찰했을 때 각질이 보이거나, 만졌을 때 피부가 거칠다 싶으면 각질 제거를 해주는 것이 도움이 됩니다. 스크럽을 이용해 물리적으로 제거해도 되며 산성 성분으로 각질을 녹이는 화학적 방법을 이용해도 좋습니다. 어떤 방법이든 피부에 큰 자극이 없도록 조심스럽게 실행하고, 수분 제품을 촉촉하게 발라 피부가 민감해지지 않도록 해야 합니다.

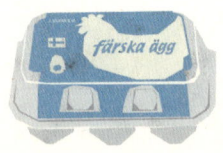

평상시 달걀 흰자를 거품 내어 팩을 하거나 바나나를 갈아 꿀을 섞은 뒤 팩을 하면 각질층이 튼튼해져 별다른 각질 관리 없이도 건강한 피부를 유지할 수 있답니다.

아! 만약 피부가 붉고 염증성 여드름이 있는데 각질까지 쌓여 있는 상태에서 각질 제거를 한다면 자극성 피부염을 얻게 될 수도 있습니다. 이런 경우엔 각질 제거 대신 피부과에서 먼저 트러블 치료를 받을 것을 권합니다.

Q 잠을 자는 자세가 얼굴의 주름에도 영향을 미치나요?

네. 너무 큰 영향을 미친답니다. '슬립 라인'이라는 명칭으로 의학 논문에도 실릴 정도니 말이에요. '수면 습관에 따라 생기는 피부의 주름'을 일컫는 슬립 라인의 대표적인 예는 팔자주름입니다. 옆으로 누워서 자는 경우 아침에 일어났을 때 팔자주름이 깊어진 것을 경험하실 텐데요, 늘 이 자세로 수면을 취한다면 나중엔 구제할 수 없이 주름이 깊게 자리 잡게 된답니다.

  엎드려 자는 경우에는 피부에 자극을 주어 탄력이 떨어지고, 림프가 막혀 얼굴 부종은 물론, 목주름이 깊어질 수 있습니다. 만약 엎드린 자세에서 손까지 쭉 뻗고 잠을 잔다면 목걸이를 한 듯 깊은 주름이 쇄골 부근까지 내려올 수도 있어요. 게다가 바른 자세로 잠들지 않으면 주름뿐 아니라 안면 비대칭이 나타날 수도 있습니다. 바른 자세로 잠들도록 오늘부터 당장 노력할 필요가 있겠죠?

  모두가 알고 있겠지만 잠은 천장을 보고 반듯이 누워 자는 것이 가장 좋습니다. 머리 아래쪽과 목 부분에 베개를 받쳐서 목이 꺾이지 않도록 하면 목 디스크뿐만 아니라 목주름을 예방하는 데도 도움이 된답니다. 목 사이즈에 맞는 베개가 없다면 수건을 돌돌 말아서 베개 대신 목에 받치는 것도 좋습니다.

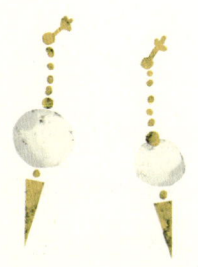

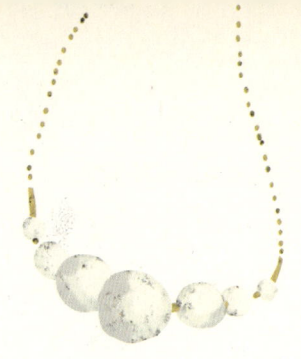

Q 나이가 드니 목주름도 고민이지만, 목 피부의 탄력이 떨어져서 더욱 신경이 쓰입니다. 어떻게 하면 좋을까요?

목을 보면 나이를 숨길 수 없다고 하죠. 일반적으로 얼굴에 비해 별다른 케어를 하지 않는 목은 주름이 깊고 굵게 자리 잡히는 것이 특징입니다. 더구나 피지선이 발달하지 않았기 때문에 유분이 없어서 한번 탄력이 떨어지면 육안으로 보기에도 건조하고 늘어져 보이는 게 문제입니다.

아직 젊기 때문에 목주름은 신경 쓰지 않아도 된다고 방심하지 마세요. 젊은 층에도 깊은 목주름 때문에 고민하는 분들이 의외로 많답니다. 자, 그럼 어떻게 하는 것이 목주름을 예방하는 데 도움이 될까요?

목 전용 스킨케어 제품을 따로 사용할 필요까지는 없지만, 아침저녁으로 얼굴에 화장품을 바른 뒤 손에 남은 여분을 목의 앞뒤로 골고루 발라주세요. 아래에서 위로, 그리고 주름에도 스미도록 가로로도 발라주세요. 강도는 약하게. 마찰로 인해 살이 늘어지지 않도록 말이죠.

똑바로 누워 천장을 보고 잠들기, 앉거나 서 있는 상태에서 목을 최대한 뒤로 젖히고 입을 벌렸다 닫았다 하기, 낮은 베개를 사용하기 등의 습관은 목에 주름이 잡히는 것을 막아주니 실천하길 권합니다. 또한 가능하면 목에도 자외선 차단제를 발라주고, 일주일에 한 번 정도는 어깨부터 턱까지 골고루 마사지를 하여 혈액 순환을 돕는 것도 젊어 보이는 목 라인을 가질 수 있는 방법이랍니다.

Q 동안 피부에 도움이 되는 음식들은 어떤 것이 있을까요?

건강에 좋은 음식이라면, 피부 건강에도 도움이 되는 것이 진리! 그러니 제철 과일과 채소, 그리고 신선한 재료로 만든 음식이라면 예뻐지는 데도 도움이 된다고 할 수 있습니다.

그중에서도 몇 가지를 고르자면 일단 물! 넘치도록 많이 마시지는 않더라도 깨끗한 물을 조금씩 자주 마시는 습관은 피부가 건조해져 주름이 생기는 것을 막아줍니다. 아름다운 여자들의 공통적인 습관이 물 마시기라는 점을 늘 기억하시길 바랍니다.

토마토 역시 강력 추천하는 아이템입니다. 토마토는 항산화 효과가 뛰어나 피부 진피 내의 콜라겐, 히알루론산, 엘라스틴 등이 파괴되지 않도록 도와주는 역할을 하므로 매일 꾸준히 섭취하길 권합니다. 여기서 팁 하나! 토마토는 열에 데치거나 기름에 익혀 요리하면 영양소의 흡수를 한층 더 높여준답니다.

콩도 노화 방지에 좋아요. 여성 호르몬인 에스트로겐과 비슷한 기능을 가진 이소플라본이라는 성분이 성 호르몬을 대체해 갱년기에 접어든 여성에게 더욱 좋답니다. 그러니 오늘부터라도 흰쌀밥 대신 콩을 넣은 잡곡밥으로 바꾸면 어떨까요? 콩밥 싫어하시는 분들! 참고 먹어주는 것이 젊고 예뻐지는 비결이라는 사실, 기억하세요.

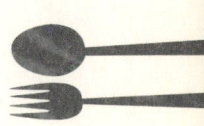

Review 2
복습! 트러블 없는 피부를 위한 생활 수칙

1 세안 시 물의 온도는 너무 뜨겁지도 차갑지도 않은 미온수가 좋다.
2 얼굴을 박박 문지르면서 씻는 세안 방법은 버려라.
3 자외선은 피부 만병의 근원! 피하고 싸우고 이겨라.
4 자외선 차단제는 새끼손가락 한 마디만큼 쭉 짜서 발라라.
5 반신욕이나 입욕, 사우나는 적당하게! 과한 것은 피부에 독이 된다.
6 맵거나 자극적인 음식은 혈관을 확장해 안면 홍조를 만들거나 피부 건조를 유발하므로 주의할 것.
7 술은 가능하면 자제할 것. 피부를 망치는 주범이다.
8 커피도 독이다. 특히 안면 홍조가 있다면 더더욱!
9 담배도 백해무익! 무조건 끊는 것만이 답이라는 점을 기억할 것.
10 안면 홍조가 걱정이라면 비교적 간단한 레이저 치료를 받는 것도 좋다.
11 자외선 차단 지수? 일상생활 시에는 SPF15~30 PA+, 야외에서 활동이 많은 날에는 SPF30+ PA++, 휴양지 등의 자외선이 강한 곳에 갈 때는 SPF50+ PA+++ 정도의 지수를 권한다.
12 자외선 차단제는 로션이나 크림 타입의 제품을 단독으로 사용할 것.
13 모든 피부 관리의 기본은 보습이다.

14 피부가 예민한 날은 자극적인 화장품을 삼가고, 민감성 제품으로 교체! 없다면 미스트를 뿌리고 크림을 발라 다독일 것.

15 피부 상태가 좋지 않은 날은 화장품 사용을 자제하고, 쉬게 하자.

16 예민해진 피부에는 식염수 팩이 어느 정도의 도움을 준다. 방부제가 들어 있지 않은 멸균생리식염수를 약국에서 구입한 뒤 화장솜에 적셔 얼굴에 올려주면 끝!

17 제모를 하기 전에는 소독이 필요하고, 제모 후에는 보습에 신경 쓸 것.

18 제모 크림을 발랐을 때 따갑고 화끈거린다면 당장 씻어내라.

19 태닝한 경우라면 병원의 레이저 제모는 금물.

20 배란기에서 생리 시작 전까지는 피지 분비가 많은 시기. 가급적이면 유분이 적은 제품을 사용할 것.

21 기능성 화장품은 머스트 해브 아이템이 아니다. 일상의 보습제를 잘 활용하는 것만으로도 피부 관리를 할 수 있다.

22 건강한 피부라면 굳이 각질 제거를 하지 않아도 괜찮다. 지나친 각질 제거는 오히려 독이 된다.

23 옆으로 누워서 자면 팔자주름이 깊어지고, 엎드려 자는 습관은 피부 탄력을 떨어뜨리고 부종과 목주름이 생기게 한다. 잠은 반드시 천장을 보고 반듯이 누워서 청한다.

24 목의 노화를 방지하기 위해서 얼굴에 바르고 남은 제품을 목에도 발라 준다. 자외선 차단제도 함께 바르는 것이 좋다.

25 깨끗한 물, 그리고 싱싱한 채소와 과일들을 자주 먹는 습관을 들이자.

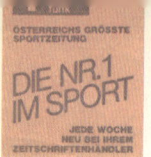

Part 3

care for COSMETIC

[화장품]과 [화장]에 대한 진실

열세 번째 습관

화장품의 가짓수를 줄여야 할 이유

다른 것은 몰라도 화장품 가짓수에 관한 한
한국 여자들은 전 세계 누구에게도 뒤지지 않는다.
이것이 과연 잘하는 일일까?
결론부터 말하자면 아무 의미 없다.

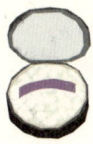 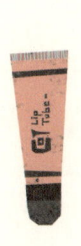 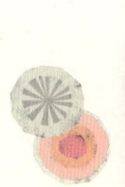 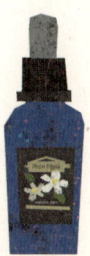

한 조사에 따르면 한국 여성이 바르는 기초 화장품은 6개 정도. 이는 유럽 여성보다 두 배 가까이 많은 수라고 한다. 유난히 예뻐지는 것에 관심이 많은 한국 여성들. 하지만 화장품을 많이 바르면 과연 좋은 피부를 얻고자 하는 열망을 충족시켜 줄까?

결론부터 말하자면 그렇지 않다. 화장품을 너무 많이 바르면 오히려 피부 흡수력이 떨어지고, 미처 흡수되지 못한 화장품이 모공을 막아 트러블을 유발할 수 있다. 스킨케어 제품이 뭉쳐 있으니 메이크업 또한 두껍고 텁텁하게 될 수밖에 없다. 그렇다면 도대체 매일 바르는 화장품의 가짓수를 어떻게 정하는 것이 좋을까? 간단하게 정리해 보았다.

- 유분이 많은 피부: 토너 → 에센스나 로션 혹은 젤 타입 크림
- 건조하고 유분기 없는 피부: 토너 → 에센스나 로션 → 유·수분이 풍부한 크림이나 페이스 오일

어떤가? 놀랍지 않은가? 겨우 이 정도면 충분하다는 사실이 믿기지 않을 수도 있을 테다. 그도 그럴 것이 우리나라 여성들은 보통 토너에 로션, 에센스, 아이 크림, 영양 크림까지 한 번에 모두 바른다. 어디 그뿐인가. 화장품이 잘 스며들게 해준다는 스타터까지 바르는 경우도 많은 편이다.

그렇다고 여기서 끝일까? 이렇게 기초 화장품을 쌓아 놓은 피부 위에 다시 메이크업을 위한 제품들을 차곡차곡 올리는 것이 보통이다. 나열해 보니 참 과한 일이다. 지금부터라도 그 리스트에서 필요 없는 것들은 삭제하는 연습을 시작해 보자.

피부는 <u>스스로</u> 세포를 재생하는 능력을 갖고 있다. 그런데 화장품의 도움을 받아 피부 재생을 빨리 하고자 하면 피부 <u>스스로</u>의 힘이 약해지고 화장품에 의존하게 된다. 농담 삼아 말하자면 '마마보이' 같은 형국이라고나 할까? 화장품 없이는 무엇 하나 제대로 해낼 수 없는 피부를 만들게 된다는 뜻이다.

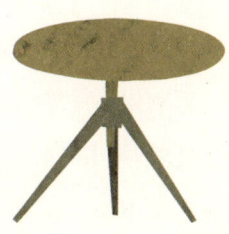

오늘부터는 생각 없이, 버릇처럼 바르던 수많은 화장품들에게 태클 좀 걸어보는 것이 좋겠다. 가장 먼저 할 일은 화장대 앞에 가만히 앉아서 어떤 것이 내 피부에 불필요한 화장품인지부터 체크해 보는 것. 피부를 건강하게 만들겠다는 일념으로 관심을 가지고 살피다 보면 길이 보일 것이다.

그런데 만약 늘 쓰던 화장품을 갑자기 제거하는 일이 어렵게 느껴진다거나, 무엇을 포기해야 할지 도무지 갈피가 잡히지 않는다면? 하루에 한 가지씩만 골라서 바르지 않고 건너뛰어 보는 것도 방법이다. '어, 얘를 안 발랐는데도 피부가 전과 다를 게 없네?' 싶다면 그 화장품은 과감하게 빼버려도 된다. 이런 연습을 통해서 화장품의 가짓수를 점차 줄여나간다면 피부 스스로의 자생력을 키우는 일이 한결 수월해질 것이다.

뿐만 아니라 바르는 방법에 대해서도 알아 둘 필요가 있다. 우리 피부는 수건이나 스펀지가 아니기 때문에 화장품을 바르

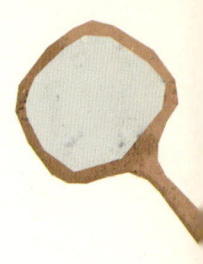

는 즉시 피부에 스며들지 않는다. 스킨케어와 다음 스킨케어 사이에 30초에서 1분 정도의 여유를 갖고 화장품이 피부에 스미는 시간을 주면 스킨케어 과정이 조금 길더라도 제품의 흡수가 잘 되는 것을 느낄 수 있다. 그런데 만약 그 모든 제품들을 다 발라야 한다면? 기초 제품 바르느라 한나절을 보내게 생겼지 않나.

  뿐만 아니라 무조건 많이 바르는 것도 해답은 아니다. 많이 먹는 것이 몸에 좋은 것은 아닌 것처럼 말이다. 기능성 화장품을 조사한 결과에 따르면 기능성 제품이라도 많이 바른다고 그 효과가 빨리 나타나는 것은 아니라고 하니 사용 설명서에 쓰여 있는 양을 지켜서 바르도록 하자.

Tip

계절에 따라 유동적으로 화장품을 사용할 것

여자 피부는 계절에 따라, 또 생리 주기에 따라 수분과 유분 양이 다르고 피부 컨디션도 늘 변화한다. 그렇기에 상황에 맞춰 유동적으로 화장품 사용량이나 개수를 소설하는 것이 좋다. 여름에는 뭐든 조금만 발라도 괜찮지만, 겨울이 되면 강력한 보습제 한두 개를 더 추가하는 것이 바람직하다. 또한 나이가 들면 피부에 유분과 수분이 모두 부족해지기 쉬우므로 매일 피부를 들여다보고 연구하는 자세를 가질 것. 그때그때 컨디션에 맞는 제품을 적절하게 사용하는 연습을 하자.

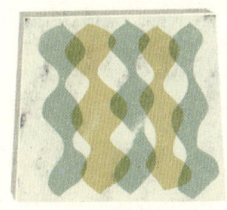

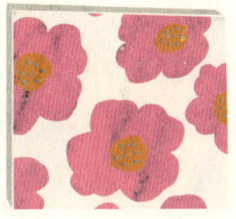

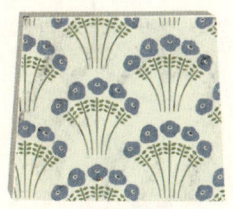

없어서는 안 될 제품, 자외선 차단제

열네 번째 습관

> 기능성 제품을 줄줄이 바를 필요는 없다.
> 자외선 차단제만 꼭 챙기면 된다.
> 미백, 주름, 탄력, 모공…
> 이 모든 것에 도움을 주는 올 기능성 제품이니까.

앞장에서 지속적으로 반복했던 이야기 중 하나가 바로 자외선 차단에 관한 것이다. 자외선이 피부에 미치는 영향이 그만큼 크다는 뜻이다. 여기에서 다시 말하지만 자외선 차단은 아무리 강조해도 지나치지 않다. 외출 시 자외선 차단제를 꼼꼼히 바르는 습관만 들여도 멜라닌 색소가 올라오거나 피부가 그을고 예민해지는 것도 막을 수 있기 때문이다. 시간의 흐름에 따른 노화보다 더욱 강력한 광 노화를 막아주니 피부 탄력 저하로 인한 주름 또한 예방할 수 있다.

자외선 차단제가 독하기 때문에 오히려 피부 트러블을 일으킬 수 있다는 편견이 있는데, 이는 사실이기도 하고, 아니기도 하다. 자외선을 차단하는 방법에는 자외선을 막아 반사시키는 물리적 방법과 자외선을 흡수시키는 화학적 방법이 있다.

물리적 자외선 차단 성분은 피부 트러블을 일으키지 않아 어린이나 민감성 피부에 사용해도 무방하지만, 발림성이 좋지 않고 하얗게 발리는 백탁 현상이 있다. 화학적 자외선 차단 성분은 반대로 발림성이 뛰어나지만 민감한 피부라면 알레르기 등의 트러블을 일으킬 수도 있다. 그래서 시중에 나와 있는 대부분의 자외선 차단제는 물리적 자외선 차단 성분 티타늄다이옥사이드, 징크옥사이드(산화아연)과 화학적 자외선 차단 성분 벤조페논, 아보벤존, PABA, 시나메이트이 함께 들어 있다. 만약 매우 민감한 피부라면 물리적 자외선 차단 성분이 많이 함유된 제품을 선택하면 차단제로 인한 피부 트러블을 줄일 수 있다.

자외선 차단제가 피부의 모공을 막아서 트러블을 유발한다고 생각하는 사람들도 있는데 이는 지나친 걱정이자 오해다. 트러블성 피부의 경우, 오히려 차단제를 바르지 않으면 자외선과 햇빛에 자극을 받아 염증이 더욱 악화되기도 한다. 그러니 어떤 피부라도 외출 시엔 반드시 자외선 차단제를 바르고 집에 돌아오면 깨끗이 세안하는 것이 필수다.

또한 스프레이 타입의 자외선 차단제나 자외선 차단 기능이 있는 파운데이션의 경우, 자외선 차단 효과를 제대로 볼 만큼 충분한 양을 바르기 힘드므로 반드시 크림이나 로션 타입의 단독 자외선 차단제를 바른 뒤 보조적으로 사용하길 권한다.

자외선 차단제를 바르면 햇빛을 통한 비타민 D 합성이 방해받는다는 염려 역시 하지 않아도 좋다. 어떤 제품도 100% 완벽하게 자외선을 차단해 주지 못하므로 자외선 차단제로 인한 비타민 D 부족이 될 가능성은 아주 희박하기 때문이다.

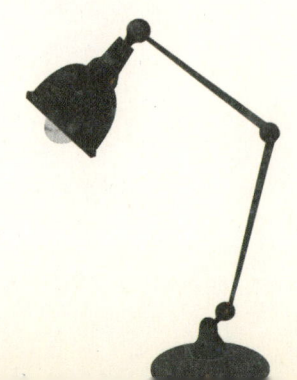

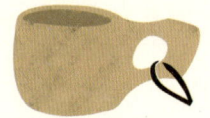

열다섯 번째 습관

가장 저렴하게
예뻐지는 방법, 팩

팩의 효과를 무시하지 말자.
워시 오프 타입, 슬리핑 팩, 고무 팩, 마스크 팩…
내 피부에 맞는 팩을 꾸준히 사용하면
피부가 한결 맑고 건강해진다.

 피부 고민이 있을 때, 집에서 가장 쉽게 할 수 있는 스페셜 케어는 단연 팩이다. 얼굴에 바르거나 붙인 뒤 20분 뒤 씻어 내거나 떼어내면 되니 간단하지 않은가. 피부 고민이 드라마틱하게 해결되진 않아도 피부 결이 정돈되고, 적어도 피부 고민이 심해지는 것은 막을 수 있으니까.

 워시 오프 팩이란 바른 후 20분쯤 지난 뒤에 물로 씻어내는 팩이다. 집에서 쉽게 만들어 쓰는 천연 팩들도 워시 오프 팩에 해당한다. 피부가 푸석하고 칙칙할 때 하면 빠르게 영양을 공급해 피부가 맑아 보이는 효과가 있다. 단 씻어내야 한다는 번거로움이 단점이긴 하다.

 씻어내는 워시 오프 팩은 잔여물이 남지 않도록 꼼꼼하게 클렌징하는 것이 관건. 천연 팩의 경우 만든 지 오래된 것은 사용하지 말아야 하며 얼굴에 바르기 전 팔 안쪽에 테스트해 내 피부에 알레르기를 일으키지 않는지 미리 확인하고, 얼굴에 도포하는 것이 좋다.

워시 오프 팩의 번거로움을 해결해 주는 것이 바로 씻어내지 않고 잠들어도 되는 슬리핑 팩이다. 스킨케어 마지막 단계에 바르고 잠든 뒤 다음 날 아침 씻어내기만 하면 되는데, 팩의 보습감과 영양감에 수면 효과까지 더해져 좋은 피부 컨디션을 기대할 수 있다.

단, 너무 두껍게 바르면 과다한 영양감으로 피부 트러블이 생길 수 있고, 베개나 침구에 묻을 수 있으니 적당량을 바르고 흡수시킨 뒤 잠자리에 드는 것이 좋다. 어떻게 보면 나이트 크림과 기능이 크게 다르지 않기 때문에 밤에 바르는 영양 크림이 있다면 굳이 슬리핑 팩을 구입하지 않아도 된다.

고무 팩도 한번 알아보자. 원래 피부과나 에스테틱에서 피부 관리나 시술을 한 뒤 자극 받은 피부를 진정시키는 용도로 사용하는 팩인데 최근엔 누구나 집에서 할 수 있도록 보편화되었다.

고무 팩은 규조토가 베이스로 차가운 물로 반죽을 만들어 얼굴에 올려놓으면 고무처럼 말랑말랑한 제형이 된다. 이것이 다 마르기 전에 떼어내면 되는데, 고무 자체에 피부를 좋게 하는 성분이 있는 것은 아니고, 피부 온도를 내려주어 진정시키는 역할에만 충실한 것이 특징이다. 그래서 홍조가 심한 사람이나, 피부 열로 인해 트러블이 있는 경우 고무 팩을 꾸준히 하면 피부 개선 효과를 볼 수 있다.

고무 팩을 하기 전에 내 피부 고민에 맞는 앰풀이나 에센스를 바른 후 팩을 하면 앰풀이나 에센스의 흡수력이 높아진다. 얇게 바르는 것보다 두껍게 바르는 것이 좋으며, 팩을 붙이고 앉거나 서 있으면 피부가 처질 수 있으니 반드시 누운 상태에서 휴식을 취하도록 하자.

또한 인중 부분이 가장 먼저 마르기 시작하는데, 그 부분이 단단해지지 않고 말랑한 상태를 유지하고 있을 때 떼어내야 피부 자극이 적다는 것도 기억할 것. 고무 팩을 한 뒤엔 화장솜에 스킨을 묻혀 잔여물이 남지 않도록 꼼꼼하게 닦아내고 나머지 스킨케어를 하면 된다.

마지막으로 가장 편하고 보편적인 마스크 팩을 알아보자. 피부가 건조하고 푸석하며 칙칙할 때 가장 간편하고 빠르게 효과를 볼 수 있는 것이 시트를 착 붙이기만 하면 되는 마스크 팩. 중요한 약속이 있다면 메이크업 전에 15분 정도만 붙이고 있어도 피부가 촉촉해져 일시적으로 환해지는 효과를 기대할 수 있다.

시중에는 매우 다양한 종류의 기능성 마스크 팩이 있지만 그 효과를 제대로 보려면 꾸준히 사용해야 한다. 마스크 팩은 피부가 건조하거나 칙칙할 때 빠르게 수분을 공급받기 위한 목적으로 사용하는 것이 좋다. 이것 또한 고무 팩과 마찬가지로 인중 부분이 마르기 전에, 더 붙이고 있어도 될 것 같은 아쉬움이 들

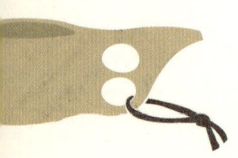
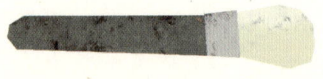

때 떼어내는 것이 가장 좋으며, 민감한 피부나 트러블성 피부라면 화장솜에 스킨을 덜어 얼굴을 한 번 닦아낸 뒤에 스킨케어를 하길 권한다. 마스크 팩의 끈적함이 피부 트러블을 유발하는 경우도 있기 때문이다.

팩은 자주 사용하지 않기 때문에 유통 기한을 넘기기 쉽다. 오래된 팩은 과감하게 버리는 것이 좋으며, 구입할 때도 너무 용량이 많은 것보다는 자신의 사용량을 감안해서 고를 것.

그리고 팩의 효과를 200% 높일 수 있는 방법이 있다. 바로 각질 정돈. 스크럽이나 필링 제품으로 가볍게 각질을 제거해도 좋고, 피부가 민감한 상태거나 트러블이 일어난 경우엔 화장솜에 스킨을 발라 피부 결대로 닦은 뒤 팩을 하는 것도 괜찮다. 이렇듯 주의 사항을 염두에 두고 자신의 피부에 맞는 팩을 골라 관리하면 피부 미인에 한층 더 가까이 갈 수 있을 것이다.

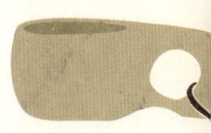

알코올 성분!
독일까, 약일까?

열여섯 번째 습관

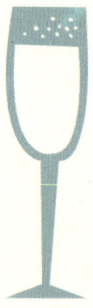

알코올이 들어 있는 화장품에 대해 말이 많다.
써도 좋을까, 쓰면 안 될까?
당연히 피부에 따라 다르다.
그러므로 알코올이 무조건 나쁘다는 생각은 버려라.

　많은 환자들이 알코올이 함유된 화장품이 피부에 나쁜 영향을 미치는지 묻는다. 요즘 화장품 광고를 보면 알코올 성분이 함유되지 않은 것을 전면에 내세우면서 마치 알코올 성분이 피부에 독인 것처럼 말하기도 한다. 피부과 의사로서 보면 이 말은 반은 맞고, 반은 틀리다.
　알코올은 살균 소독 기능이 있고, 유분을 제거하는 효과도 있다. 그래서 알코올이 피부에 직접 닿게 되면 자극이 될 수 있고, 피부 건조를 유발할 수도 있다.
　의사인 나는 직업상, 아무래도 소독용 에탄올을 자주 사용하기 때문에 손가락이 거칠고 손의 피부도 쉽게 건조해진다. 나쁜만 아니라 많은 의사와 간호사들이 똑같이 겪는 고통 중 하나다. 이런 상황에 비춰볼 때, 피부가 건조하거나 민감한 경우에는 알코올이 함유된 제품은 피하는 것이 맞다.
　하지만 알코올 성분 화장품이 필요한 피부도 있다. 다들 알다시피 지성 피부와 트러블성 피부다. 피지가 과도하게 분비되는 경우, 피지를 효과적으로 닦아낼 수 있는 알코올 성분의 화장품이 피부 건강에 도움을 줄 수 있다.

알코올이 함유된 토너를 화장솜에 묻혀 얼굴을 닦아내면 세안 직후임에도 불구하고 화장솜이 금세 노란 피지로 더러워지는 것을 확인할 수 있다. 알코올이 피부 표면의 피지를 닦아내고 지질 막을 녹였기 때문이다. 우리 병원에서도 트러블 치료를 위해 알코올이 함유된 제품을 권한다. 그러므로 알코올이 마냥 나쁜 성분이라고 생각하는 것은 옳지 않다.

만약 트러블 피부가 아닌데, 지금 사용하고 있는 제품에 알코올이 들어 있으면 당장 버려야 할까? 아니다. 화장품에 함유된 알코올 성분은 극히 소량일 뿐만 아니라 피부에 고통을 줄 만큼

심각한 건조함을 유발하는 것은 아니니 평소처럼 사용하되 수분 제품으로 마무리를 하면 된다. 단 극심하게 건조한 피부, 예민한 피부를 가졌다면 알코올 성분은 피하는 것이 좋다. 민감한 피부를 더욱 예민하게 만들 수 있고, 건조한 피부에 수분이 바짝 마르도록 할 수 있으니까.

건성, 민감성 피부엔 독이 될 수 있지만 지성, 트러블성 피부엔 약이 되기도 하는 알코올 함유 화장품을 효과적으로 사용할 수 있는 방법이 있다. 알코올 함유 화장품을 바른 뒤 수분 제품으로 스킨케어를 마무리해 주는 것.

알코올 사용으로 인해 유분과 수분이 모두 부족해진 피부에 가벼운 수분감을 더해 주면 번들거림이 적어지고 촉촉하고 편안한 피부 상태를 오래 유지할 수 있을 것이다.

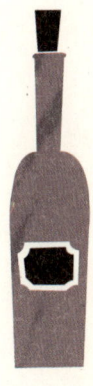

마사지는 기능성 화장품으로?

열일곱 번째 습관

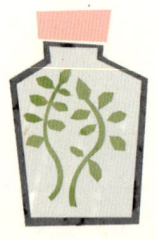

늘 많은 일과 스케줄에 둘러싸여 살다 보니 사람들은 내가 피부 관리도 못할 거라고 생각한다. 사실 여유롭게 관리를 받을 시간은 없지만 그래도 명색이 피부과 의사인 만큼 짬을 내어 피부 관리에 투자를 한다. 내 피부가 건강해야 환자들에게도 신뢰를 얻을 수 있을 테니까. 하지만 홈 케어에는 많은 시간을 들이지 못한다. 단, 피부가 지쳐 보일 때 혹은 윤기 없이 푸석할 때는 짧게라도 피부 마사지를 한다.

이때 꼭 마사지 크림이 있어야 하는 것은 아니다. 평소 사용하는 수분크림에 페이스 오일을 몇 방울 떨어뜨려 얼굴에 아낌없이 바른 뒤 동그랗게 원을 그리며 마사지하면 혈색이 한결 맑아지고, 피부 톤이 정돈된 것을 느낄 수 있다. 즉각적으로 이런 효험이 나타나는 이유는 화장품의 효과가 아니라 마사지의 힘이다.

그러므로 굳이 비싼 기능성 제품이 있어야만 마사지의 효과를 볼 수 있다고 생각할 필요는 없다. 유럽 저널에 의하면 손으

꼭 전문 마사지 숍에서 받아야 할 필요는 없다.
기능성 제품이나 기계가 필요한 것도 아니다.
어르고 달래며 피부 기분 살려주는…
바로 이것이 진정한 마사지의 효과인 거다.

로 얼굴을 두드리거나 자극을 주게 되면 리포솜에 의해 약물이나 보습제의 피부 흡수가 증가하게 되는 효과가 있다고 한다.

다른 실험에 의하면 마사지가 혈관을 확장시키고 혈류를 증가시켜 피부 온도의 상승을 도우며, 이것이 땀샘을 자극해서 수분도와 유분도를 높여주고, 피로를 회복시키고 부종을 감소시켜 준다고도 한다.

마사지로 인한 혈액 순환은 즉각적인 효과를 발휘하기 때문에 소개팅이나 기타 등등의 이유로 급하게 피부 컨디션을 좋게 만들고 싶을 경우, 얼굴을 부드럽게 눌러주며 마사지를 하면 생기 있는 피부를 얻을 수 있다.

하지만 문제는 지나친 자극이다. 우리나라 사람들은 아프고 강하게 자극을 줘야 제대로 된 마사지라고 생각하는 경향이 있는데, 너무 강한 자극은 피부 트러블이나 염증을 일으킬 수 있고, 심할 경우 신경이 손상되는 일도 있다는 점을 기억하자.

피부가 붉어질 정도로 센 자극은 피하고 적당히 시원한 느낌으로 마사지하자. 손에 힘을 빼고 부드럽게 피부 결을 따라 마사지를 하고 손이나 얼굴이 뜨거워질 것 같으면 힘을 더 빼든가 마사지를 멈추는 것이 좋다. 기억할 점은, 기분 좋은 정도의 자극! 그것이 피부에 가장 좋다는 것이다.

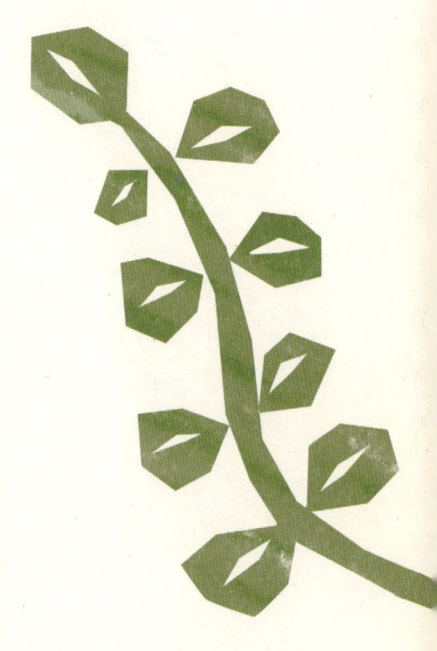

미백?
화장품보다 생활 습관을 바꿔라

열여덟 번째 습관

봄이 되면 서서히 미백 제품 광고가 쏟아진다.
자외선이 강해지는 시기이기 때문이다.
미백 기능성 제품이 어느 정도 도움은 되지만,
그보다 우선되어야 할 것은 생활 습관이다.

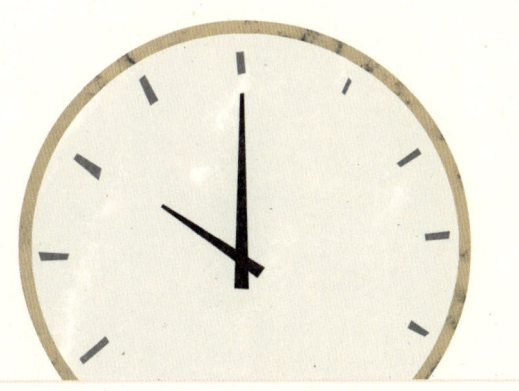

피부는 나이 먹을수록 덩달아 칙칙해진다

어렸을 때, 태생이 까무잡잡했던 나보다 몇 톤은 더 어두운 엄마의 얼굴과 손을 보면서 '왜 엄마 피부는 나보다 까만 걸까?' 궁금했던 적이 있다. 그런데 내가 그때의 엄마 나이가 되고 보니 피부 톤도 칙칙해지고, 화장이 안 받는 날이 많아졌다. 아무리 관리를 해도 잡티에서 자유로울 수 없게 된 것이다.

주름도 싫지만, 피부 톤이 달라지는 것 또한 여자들에겐 꽤나 속상한 일. 일단 피부 톤이 칙칙해지면 색조 메이크업을 할 때도 어울리지 않는 색이 많아지고 생기가 없어 보인다. 물론 피부 톤이 본래 어두운 사람들에게 해당되는 말이 아니다. 애초에 까무잡잡한 피부를 가진 사람들은 건강하고 탄력 있어 보이는 느낌을 주는 반면, 노화로 인한 칙칙함은 세월이 지나간 흔적이 역력한, 칙칙한 분위기를 주기 때문이다.

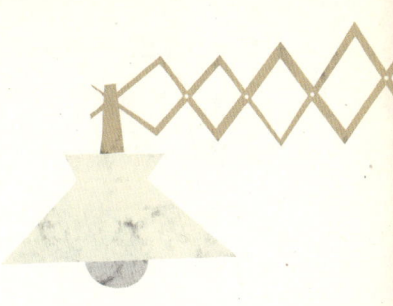

　중년의 여성 환자들이 피부과를 찾는 가장 큰 이유 중 하나가 기미나 검버섯 같은 잡티 때문이다. 물론 이미 생겨버린 잡티도 정확한 진단에 따라 레이저 등의 시술을 통해 제거를 하거나 옅게 하는 것이 가능하다. 하지만 20대 때부터 피부 톤 관리를 꾸준히 한다면 잡티 제거를 위한 비용이나 병원을 오가는 번거로움 없이 중년을 맞이할 수 있다.

　어렸을 때부터 꾸준히 잡티가 생기지 않는 생활 습관을 들이길 권한다. 20대엔 관리를 하고 안 하고 별 차이가 나지 않지만 이러한 습관과 관리가 쌓이면 30~40대가 되었을 때 어김없이 극명한 차이로 나타난다.

색소 침착 원인을 제대로 알고 있을 것

피부 색소 침착의 원인 중 가장 큰 것은 역시 자외선. 피부가 자외선에 노출되면 멜라닌 세포에서 멜라닌 색소를 만들어낸다. 그래서 햇빛을 많이 받으면 피부 표면으로 검은 멜라닌 색소가 올라오고, 자외선 차단제를 바르지 않을 경우 멜라닌 색소 생성이 촉진되어 잡티가 생기는 것은 당연지사. 요즘은 생활 습관과 자외선의 영향으로 피부암의 위험성도 높아지고 있는 추세다.

임신과 출산도 잡티의 원인이다. 임신을 하면 호르몬의 영향으로 멜라닌 색소가 급격히 늘게 되어 원래 있던 잡티는 진해지고, 얼굴이 맑던 사람도 잡티가 하나둘 생기게 된다. 출산 후 옅어지기도 하지만 반대로 육아 스트레스 등으로 짙어지기도 한다. 경구 피임약도 기미의 원인! 경구 피임약에 포함된 호르몬 성분이 멜라닌 색소 생성을 촉진해 기미가 쉽게 생긴다.

미백 기능성 화장품이 도움이 될까?

시중에 나와 있는 미백 기능성 화장품이 과연 이미 생겨버린 잡티에 도움이 될까? 물론 어느 정도는 도움이 된다. 색소 침착은 피부 겉인 표피에 자리 잡은 것과 진피에 깊숙이 자리 잡은 것 등 깊이에 따라 분류할 수 있는데, 진피에 깊숙하게 자리 잡은 색소 침착은 레이저 치료와 같은 시술을 여러 번 해야 할 정도로 한번 생기면 없애는 것이 쉽지 않다.

하지만 다행히도 피부 표피의 색소 침착은 꾸준한 관리를 통해 그 흔적을 지울 수 있다. 미백 기능성 화장품은 표피에 자리 잡은 색소가 보다 빠르게 엷어지는 데 효과가 있으므로 미백이 고민이라면 꾸준히, 열심히 사용해도 좋다. 단, 의약품이 아닌 화장품이므로 그 효과가 빠르게 나타나거나 드라마틱하진 않다는 사실. 그러니 기능성 화장품에만 의존하는 것은 위험하다.

햇빛을 많이 본 날, 피부 진정을 위해 천연 팩으로 관리

하얀 피부를 망치는 자외선! 가능한 한 피하고 싶지만 어쩔 수 없이 햇볕을 많이 쬐게 되는 날이 있다. 이럴 땐 무조건 진정 관리에 올인하는 것이 답이다.

햇빛으로 빨갛게 된 피부를 그대로 방치하면, 붉은 피부가 점차 까맣게 되고 얼룩덜룩한 피부 톤으로 자리 잡기 십상. 붉은 피부에 수분을 양껏 공급해 피부의 자생력을 길러주고, 빠른 진정 작용으로 피부가 재생에 힘쓸 수 있도록 도와야 한다.

피부 진정을 위해 내가 추천하는 방법은 바로 오이나 녹차 팩이다. 오이는 대부분 수분으로 구성되어 있기 때문에 보습과 진정에 매우 뛰어나다. 차갑게 보관한 오이를 아주 얇게 썰어 피부에 겹겹이 올려주면 피부에 밀착도 잘 되고 수분이 쉽게 증발되지 않아 빠른 수분 공급이 가능하다.

또한 녹차엔 비타민 C가 풍부한데 이 비타민 C는 진정과 미백 두 가지 효과를 함께 기대할 수 있다. 티백이나 녹차를 우린 물을 차갑게 보관한 뒤 화장솜이나 마스크 팩, 거즈 등에 적셔서 올려도 좋다. 이렇게 피부에 수분을 채워주고 붉은 기운을 진정시켜 주면 자외선으로 인한 피부 톤 변화를 효과적으로 잡을 수 있다.

환한 피부를 만드는 음식을 먹어라

미백 화장품을 바르고, 천연 팩을 하고, 자외선 차단제를 바르는 것도 좋지만 먹는 것에도 신경을 쓰자. 특히 비타민 C는 멜라닌 합성을 억제해 기미와 잡티를 예방해 주고, 콜라겐 생성을 촉진하는 효과가 있어 노화 방지에 도움이 된다. 그러므로 비타민 C가 풍부한 키위와 오렌지, 레몬 등의 과일 섭취를 추천한다.

사과나 파인애플에 들어 있는 구연산 같은 산성 성분은 피부 각질을 제거하는 데 도움을 주지만, 과일을 갈아 얼굴에 직접 팩을 할 경우 자극으로 인해 피부가 민감해질 수 있으므로 맛있게 먹고 그 효과를 보는 것이 좋다.

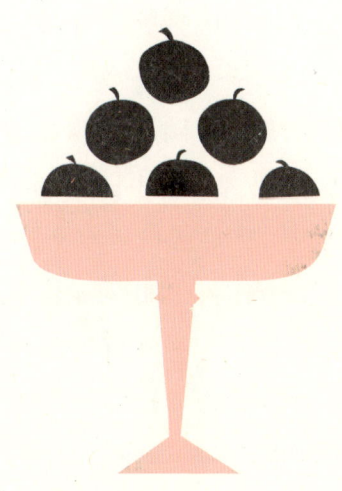

마지막으로 추천하는 식품은 바로 브로콜리. 잘 알다시피 브로콜리는 세계 10대 건강식품 중 하나로, 여기 들어 있는 설포라판이라는 성분에 주목할 필요가 있다. 항암 효과가 뛰어나 피부암을 예방하며, 자외선을 흡수해 피부에 색소가 쌓이지 않도록 도와주는 역할을 하며, 진피 내 콜라겐이 파괴되는 것을 막아 노화 방지에 도움을 주기 때문. 천연 자외선 차단제라고 해도 과언이 아닌 만큼 매일 꾸준히 먹길 추천하는 바다.

몸의 순환을 도와 피부를 맑게 하라

혈색이 어둡고 피부가 지쳐 보인다면 단순히 자외선이나 호르몬 때문만은 아닐지 모른다. 우리 몸의 혈액과 림프액의 순환이 원활하지 않으면 노폐물이 제대로 배출되지 않아 몸에 독소가 쌓이고, 자연스럽게 피부 톤이 어두워질 수밖에 없다. 평소 세안을 하거나 텔레비전을 볼 때 마사지 등으로 혈액과 림프액의 순환을 도와주자. 방법은 간단하다.

나는 이 마사지를 '광존 마사지'라고 부른다. 환하게 빛나는 얼굴을 만들기 위해선 정면에서 보았을 때 입체적으로 튀어나온 부분을 밝게 해줄 필요가 있는데 바로 이마, 눈썹 위, 광대뼈, 턱 부분을 말한다. 세안 시 '광존'을 마사지하면 한결 밝은 피부를 가질 수 있다.

일단 세안 전 손을 깨끗하게 씻은 뒤 세안제를 덜어 거품을 충분히 내자. 그 거품을 이용해 세안을 하면서 광존을 자극하는 것이다. 이마는 가로로 문질러 주름을 방지하고, 관자놀이와 눈 밑은 시원한 정도의 강도로 꼭꼭 눌러준다. 턱과 목은 아래에서 위로 올려주며 마사지한다.

림프 순환을 도와 얼굴의 부기를 빼기 위해선 목 뒤도 양손으로 꾹꾹 눌러 지압을 해주면 좋다. 이런 식으로 세안을 하면 부종이 해소되고, 순환이 잘 돼 피부 톤이 화사해진다. 어차피 해야 하는 세안, 좀 더 공을 들이면 훨씬 예뻐질 수 있다!

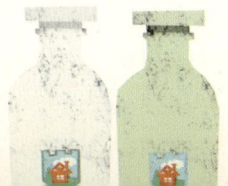
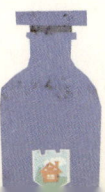

열아홉 번째 습관

조심해라, 아이 메이크업

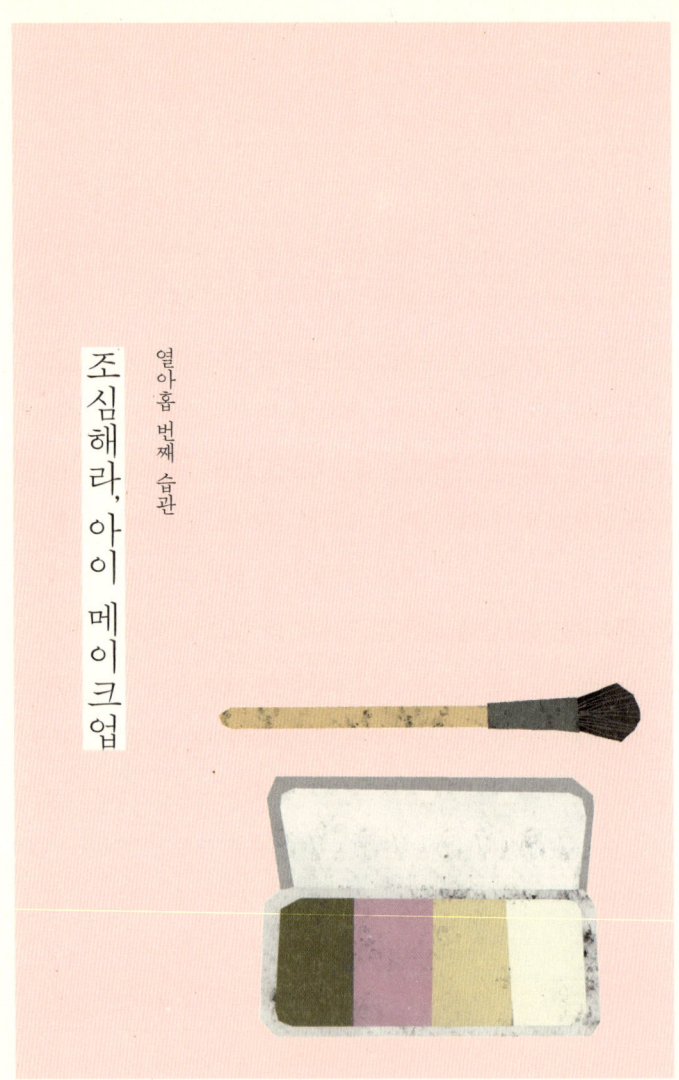

또렷한 눈매야말로 여자들의 로망.
아이 메이크업에 목숨 거는 것도 이해가 된다.
하지만 잘못된 아이 메이크업은
눈 건강까지 해칠 수 있으므로 신중해야 한다.

메이크업은 자기 관리를 위한 여자들의 필수적인 기술이다. 그러므로 피부과 의사랍시고 이래라, 저래라 할 문제가 아니라고 생각한다. 나 또한 사회생활을 위해 거의 매일 메이크업을 하고 있으니 말이다. 과하지 않은 메이크업을 하고, 매일 밤 섬세하게 지우기만 한다면 큰 문제가 될 것도 없다.

하지만 다른 건 몰라도 아이 메이크업에 대해서는 잠시 태클 좀 걸고 갈 참이다. 이것만은 절대로 포기할 수 없다는 여자들이 많으니 더더욱! 눈만 조금 커지면 얼굴이 훨씬 예뻐진다는 것은 나도 늘 체험하는지라 공감하긴 하지만, 아이 메이크업은 다른 화장을 할 때보다 훨씬 더 신경 쓰고 조심해야 하는 사실을 모르는 여자들이 많아 걱정이 된다.

눈가 피부는 다른 곳에 비해 얇고 피하 지방층이 거의 없다. 아이 케어 제품이 많은 걸 보더라도 알 수 있듯 너무 건조하면 주름이 생기고, 강한 자극을 주면 비립종좁쌀종이 생길 수도 있으니 까다롭고 예민하기까지 하다. 스킨케어만 까다로운 것이 아니다. 아이 메이크업은 예민한 눈 피부에 자극을 주는 것은 물론, 점막이나 눈에도 영향을 미칠 수 있기 때문에 신중할 필요가 있다. 하지만 내가 본 많은 여성들이 아이 메이크업이 눈 피부뿐 아니라, 눈 건강까지 해칠 수 있다는 사실을 모르는 듯하다.

마스카라나 아이라이너의 색소와 방부제는 눈의 점막 부분에 알레르기를 일으키는 경우가 있다. 아이 메이크업을 오래 하고 있거나 제대로 지우지 않으면 착색이 되기도 하며, 속눈썹에 컬링 효과를 주는 뷰러 때문에 속눈썹이 많이 빠지거나 세균 감염으로 안과 질환을 유발하기도 한다.

마스카라를 조금 더 살펴보자. 우리가 느끼지 못하지만 마스카라를 하면 속눈썹에 무게가 실리게 된다. 이로 인해 눈에 피로가 쌓이고, 눈꺼풀이 무거우니 살이 늘어지기 쉽다. 눈이 무거우면 무의식중에 이마 근육을 수축시키면서 눈을 치켜뜨게 되는

데, 이는 이마 주름을 생기게 하는 원인 제공을 한다.

　예뻐 보이기 위해 마스카라를 한 결과가 이마 주름이라니… 내가 너무 겁을 주려 한다고 생각하는가? 하지만 화장을 지워도, 나이를 먹어도 아름답고 싶다면 이런 사실들을 늘 명심하고 있어야 한다. 메이크업으로 표현할 수 있는 아름다움엔 한계가 있다. 우리는 그보다 더 중요한 민낯의 아름다움을 위해 이 책을 읽고 있는 사람들이니까, 이젠 달라져야 한다.

　그렇다면 아이 메이크업, 어떻게 하면 좋을까? 가장 좋은 것은 아이 메이크업을 하지 않는 것이다. 나는 아이라인과 눈썹에 반영구 시술을 해서 방송이나 촬영이 없는 날엔 아예 아이 메이크업을 하지 않는다. 하지만 이런 시술을 함부로 권할 수는 없는 노릇. 반영구 시술을 원한다면 꼭 병원과 같이 검증된 곳에서 하라는 조언은 하겠다.

　자, 이제 다시 본론으로 돌아가자. 만약 나이가 들어도 그 나이를 가늠할 수 없도록, 언제나 탄력 있는 눈가를 꿈꾼다면 최소한의 아이 메이크업을 하는 것이 방법이다. 마스카라를 선택할

때도 속눈썹에 가볍게 발리는 제품으로 고르자. 백화점이나 화장품 매장에서 몇 번만 테스트해 보면 바로 알 수 있다. 속눈썹을 뭉치게 하지 않으며 산뜻하게 발리는 제품을 구입해 딱 두세 번 정도만 쓱쓱 발라주자. 파리 다리처럼 뭉치고 꺾인 속눈썹은 공들인 화장을 모두 망치게 하는 주범이기도 하니까.

  무엇보다 중요한 것은 마스카라와 아이라이너의 유통 기한인 6개월을 철저히 지키라는 것이다. 흔히 생기는 결막염과 같은 안과 질환을 예방하기 위해서라도 마스카라는 6개월이 지나면 과감하게 버려야 하고, 아이라이너는 자주 깎아 쓰는 것이 좋다. 사용 후에는 눈가의 유분이나 수분이 아이라이너의 심에 남지 않도록 티슈로 닦아 항상 청결하게 보관한다.

  아이 리무버를 화장솜에 촉촉하게 흡수시켜 눈가에 10~15초 동안 대고 있은 뒤 자극 없이 부드럽게 닦아내는 클렌징 과정 또한 절대 빼놓지 말자. 펄 섀도를 사용한다면 보관한 지 오래 되지 않은 식염수나 안구 세척액 등으로 일주일에 한 번 정도 안구를 씻어주는 것도 좋다.

Tip

속눈썹 연장 시술, 해도 될까요?

나는 각종 촬영이 있거나 결혼식, 파티 등 특별한 날엔 인조 속눈썹을 붙인다. 그런데 최근엔 아예 한두 달 정도 지속되는 속눈썹 연장 시술을 많이 받더라. 따로 눈 화장을 하지 않아도 되니 아침 시간이 여유로워지고, 눈도 훨씬 커 보이고, 여성스러운 매력 또한 상승되니 마음이 확 동하는 시술이긴 하다. 하지만 내 환자들도, 지인들도, 길에서 스치는 수많은 여성들도 즐겨 하는 이 시술, 내가 하지 않는 몇 가지 이유가 있다.

일단 눈이 무겁다. 눈꺼풀이 무거워져서 불편한 것이 첫 번째고, 눈꺼풀이 무거우니 여린 눈두덩의 살이 처지기 쉽기 때문에 그것을 방지하기 위함이 두 번째다. 그리고 세안 시 눈 주변을 꼼꼼하게 씻을 수 없다는 단점과 인조 속눈썹이 떨어져나갈 때 내 속눈썹이 힘께 뽑히는 경우가 많다는 점도 빼놓을 수 없는 문제다. 어디 그뿐일까. 한번 속눈썹 연장 시술을 받으면 계속할 수밖에 없다는 사실이 섣불리 내가 덤비지 않는 이유다.

하지만 위의 이유들이 별로 신경 쓰이지 않는다면, 짧은 속눈썹이 오랜 콤플렉스라면 속눈썹 연장을 하는 것을 굳이 말리진 않겠다. 단, 좋은 재료를 사용하는 곳에서 받길 바란다. 왜냐하면 눈가 피부는 매우 얇고 여리기 때문에 작은 자극에도 쉽게 알레르기나 트러블이 생길 수 있는 까닭이다.

게다가 한국 소비자보호원의 조사 결과에 의하면 시중에 유통되고 있는 인조 속눈썹 접착제 11종 중 1종에서 포름알데히드가 검출되었다고 한다. 포름알데히드는 공업용 본드 등에 사용되며, 방부제 역할을 하는데 아주 적은 양으로도 피부에 심한 자극을 줄 수 있다. 포름알데히드가 아니더라도 속눈썹 연장에 사용되는 접착제 자체에 알레르기 성분이 있을 수 있고, 접착제로 인한 자극성 피부염을 일으킬 수 있으므로 속눈썹 연장 시술은 신중하게 결정할 것.

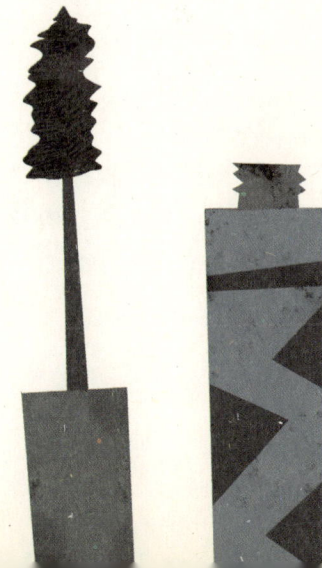

Review 3
복습! 화장품 사용에 대한 몰랐던 사실들

1 화장품의 가짓수를 최소화하는 훈련을 해야 피부 자생력이 높아진다.

2 유분이 많은 지성 피부는 스킨으로 얼굴을 닦아낸 뒤 에센스나 로션을, 건성 피부는 여기에 유·수분이 풍부한 크림이나 페이스 오일 중에서 한 가지를 추가하면 충분하다.

3 피부에 화장품이 흡수되는 시간이 필요하므로 한 가지 제품을 바른 뒤 30초~1분 정도 간격을 두는 것이 좋다.

4 많이 바른다고 효과가 달라지지 않는다. 화장품은 설명서에 쓰여 있는 양만큼만 바르는 것이 정답이다.

5 화장품의 가짓수를 줄이고 싶다면 하루에 한 가지씩 특정 제품을 건너뛰어 보는 것도 방법. 바르거나 안 바르거나 별 차이가 없다면 과감히 목록에서 제거해도 좋다.

6 여름에는 바르는 가짓수를 더 줄여도 좋고, 겨울이 되면 강력한 보습제 한두 가지를 더 추가해도 좋다.

7 다른 제품은 무시해도 절대 버려서는 안 되는 것, 바로 자외선 차단제! 이것만 잘 챙겨 발라도 열 가지 기능성 제품 안 부럽다.

8 트러블성 피부라면 물리적 차단 성분의 자외선 차단제를 선택하는 것이 좋다. 단, 발림성이 떨어지고 백탁 현상이 있을 수 있다.

9 집에서 할 수 있는 스페셜 케어 중 으뜸은 역시 팩이다. 저렴한 마스크 팩도 피부 진정과 보습에 도움을 줄 수 있으니 조금만 부지런해지자. 단, 피부 컨디션이 나쁘지 않다면 스페셜 케어까지 할 필요는 없다.

10 워시 오프 팩을 한 후에는 잔여물이 남지 않도록 꼼꼼히 세안할 것.

11 슬리핑 팩은 나이트크림과 그 기능이 크게 차이 나지 않으므로 굳이 따로 구입할 것까지는 없다. 나이트크림을 듬뿍 발라 가볍게 마사지한 뒤에 잠들 것.

12 피부 열감으로 인한 홍조나 트러블이 고민이라면 피부의 온도를 내려주는 고무 팩을 추천한다.

13 마스크 팩은 수분 보충에 좋다. 메이크업을 하기 전에 약 15분 정도만 붙이고 있어도 한결 촉촉한 화장을 완성할 수 있다.

14 마스크 팩은 아직 좀 더 붙이고 있어도 될 것 같은 아쉬움이 남을 때에 떼어내야 한다. 트러블성 피부라면 마스크 팩의 잔여물을 흡수시키지 말고 화장솜에 토너를 덜어 닦아낸 뒤 스킨케어를 할 것.

15 모든 종류의 팩을 하기 전에 화장솜에 스킨을 묻혀 얼굴을 닦아낸 뒤 실시하는 것이 좋다.

16 유통 기한이 지난 팩이나 화장품은 과감히 버리는 것이 답이다.

17 심한 건성 피부라면 가능한 한 알코올 프리 제품을 사용하는 것이 좋다.

18 알코올 성분이 무조건 다 나쁜 것은 아니다. 지성, 트러블성 피부라면 알코올이 함유된 제품을 사용한 뒤에 유분 함량이 적고 수분 함량은 높은 보습제로 마무리할 것.

19 가벼운 마사지를 생활화하는 것이 좋다. 이때 굳이 숍에 가지 않아도 되고, 기능성 화장품이나 기구를 사용하지 않아도 효과에는 큰 차이 없다. 중요한 것은 마사지, 그 자체다.

20 늘 쓰는 수분크림에 페이스 오일을 한두 방울 떨어뜨려서 마사지하면 더욱 촉촉한 피부를 만들 수 있다.

21 미백 기능성 화장품을 꾸준히, 열심히 사용하면 표피에 자리 잡은 색소가 서서히 옅어지는 효과를 볼 수 있다. 단, 과신은 금물!

22 경구 피임약도 기미와 잡티의 원인이 될 수 있다는 사실!

23 햇빛을 많이 본 날이라면 미백을 위해 오이 팩이나 녹차 팩 등의 천연 팩을 해줄 것.

24 미백을 위해서 화장품을 활용하는 것도 방법이지만, 일상에서 늘 먹는 식품을 통해 피부를 밝게 만드는 것이 기본이다.

25 비타민 C가 풍부한 키위나 오렌지, 레몬 등의 과일 섭취로 미백을!

26 브로콜리는 피부에 닿는 자외선을 흡수하는 효과가 있다. 뿐만 아니라 콜라겐이 파괴되는 것까지 막아주므로 천연 자외선 차단제이자, 피부 미용을 위한 최적의 식품이라고 할 수 있다.

27 이마, 눈썹 위, 광대뼈, 턱… 혈액과 림프액의 순환에 도움을 주는 광존 마사지를 실시하자. 이때 사용할 제품은? 별거 없다. 세안할 때 거품을 활용해 각 부위를 문지르고, 꼭꼭 눌러줄 것!

28 눈 주위의 피부는 엄청나게 예민하다. 건조하면 주름이 쉽게 생기므로 보습에 더욱 신경 써야 하고, 심한 자극도 금물!

29 가능하다면 아이 메이크업을 자제하는 것이 눈가 피부는 물론, 눈의 건강에도 좋다. 피할 수 없다면 과하지 않게 하는 것이 요령.

30 마스카라나 아이라이너 속에 들어 있는 색소와 방부제가 눈의 점막에 닿아 트러블을 일으키기도 한다는 사실을 명심할 것.

31 마스카라는 산뜻하게 발리는 제품을 구입해서 두세 번만 쓱쓱 바르는 것이 방법.

32 만약 아이라인이 반드시 필요하다면 믿을 만한 병원을 찾아가 반영구 시술을 받아보는 것이 차라리 낫다.

33 아이섀도와 아이라이너를 매일매일 사용하는 경우라면 아이 메이크업 전용 클렌저를 사용하고, 가끔은 식염수나 안구 세척액으로 눈 속까지 닦아내도 좋다.

34 아이라이너와 마스카라의 유통 기한은 6개월이다. 기한 지난 제품은 무조건 버려라.

35 속눈썹 연장 시술? 반영구 아이라인 시술과는 달리 별로 권하지 않는 방법이다. 눈두덩의 피부가 처지기 쉽고, 속눈썹이 빠질 염려도 있으니 말이다. 게다가 두세 달에 한 번씩 시술해야 한다는 것도 단점.

36 속눈썹 연장 시술을 할 때 사용하는 접착제에는 알레르기 성분이 함유되어 있을 수도 있고, 자극성 피부염을 일으킬 수도 있다는 점을 다시 한 번 강조하고 가겠다.

care for
LIFE
STYLE

[생활 습관]이
곧 [피부]가 된다는 것

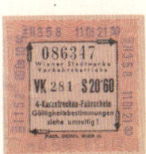

Part 4

유산균을 먹어라

스무 번째 습관

요즘 유산균이 난리다.
만들어 먹는 수제 요구르트도 대세다.
좋으니 그런 거다.
그렇게 좋은데 피부라고 마다할까?

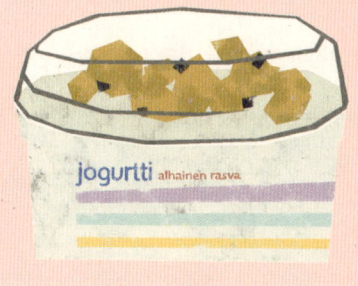

예뻐지고 싶다면 요구르트를 가까이할 것. 장 건강에 도움이 되고 면역력을 높여주는 것으로 알려진 요구르트 속 유산균은 피부에도 도움을 주기 때문이다. 전 세계적으로 유산균, 즉 프로바이오틱스에 대한 관심이 높아지면서 여러 대학과 연구소에서 연구가 한창인데 몇 가지 연구 결과를 간단하게 살펴보자.

1 프로바이오틱스에는 여드름 균의 성장을 억제하는 효과가 있다. 여기서 대표적인 프로바이오틱스 균주는 락토바실루스. 여드름을 유발하는 균에 대한 보호막을 형성해 주는 것으로 추정하고 있다.
2 임신부를 두 그룹으로 나눠 한 그룹에만 프로바이오틱스를 꾸준히 복용하게 한 결과, 이 그룹에서 태어난 아이들이 다른 그룹 아이들에 비해 아토피나 습진 등의 유병률이 낮았다.
3 여드름과 유사한 발진이 생기면서 얼굴이 붉어지는 만성 질환인 '주사' 환자들에게 실험한 결과 프로바이오틱스가 면역력을 증가시켜 붉어지는 증상이 개선되는 것을 확인했다.

4 프로바이오틱스를 꾸준히 공급하면 체내 유익 균의 수가 증가하고, 면역력 향상 및 세포가 건강해져 자외선과 같은 외부 공격으로 인한 콜라겐 손상을 막을 수 있을 것으로 기대하고 있다. 이로 인해 탄력이 증가하고 주름이 감소하여 결과적으로 노화 방지 효과를 얻을 수 있다고 추정.

※ 단, 위의 내용들은 전문가들의 연구와 실험으로 도출된 결론이지만 요구르트의 효능으로 정의 내릴 수는 없다. 아직 많은 연구들이 진행되고 있으니 참고만 하는 것이 좋겠다.

위와 같은 연구 결과 외에도 실제 많은 사람들이 꾸준히 유산균이나 요구르트를 섭취한 결과 장이 편안해졌다, 트러블이나 염증이 완화되었다는 경험담을 쏟아내고 있다. 이는 우리 몸의 면역력을 관장하는 면역 세포의 70%가 장에 있기 때문이다. 장 내 유익 균이 많아지면 스트레스나 외부 공격에도 쉽게 몸이 피로해지지 않고, 감기 같은 바이러스성 질환, 각종 염증성 질환을 예방할 수 있다.

장내 유익 균으로 인해 규칙적으로 변을 보게 되니 몸에 독소가 쌓이지 않아 피부가 맑아지고, 부드러워지는 효과까지 기대할 수 있다. 하지만 유산균은 강한 산성을 띠고 있는 위장을 지나면서 그 수가 현저히 줄어들어 대장으로 무사히 도착해 피부와 건강에 영향을 미치기 어려운 것이 사실. 그러므로 프로바이오틱스를 영양제로 섭취한다면 코팅이 잘 되어 있는 것을 선택하자. 요구르트 대신 먹을 생각이라면 매일 꾸준히 섭취해야 그 효과를 볼 수 있을 것이다.

요구르트로 피부 미용에 도움 받을 수 있는 또 하나의 방법이 있다. 바로 얼굴에 바르는 것! 요구르트에는 락틱산이라는 AHA 성분이 있는데, 이는 각질을 정돈하고 피부 보습에 효과가 있으므로 건성 피부를 촉촉하고 차분하게 해준다.

여름철 자외선으로 인해 얼굴이 달아오르고 건조해졌다면 오이와 요구르트를 섞어 팩을 하면 빠른 진정 효과를 얻을 수 있다. 피부에 색소 침착이 생겨 고민이라면 요구르트에 녹차 가루를 섞어 팩을 하면 피부 톤이 고르게 된다. 요구르트 팩을 할 때는 흐르지 않도록 얼굴에 거즈를 올리고 하면 더욱 편리하다. 또, 너무 오래 하면 피부에 자극이 될 수 있으니 최대 30분을 넘기지 않도록 한다.

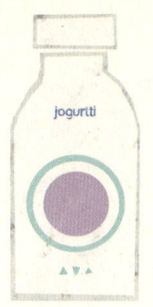
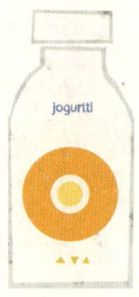
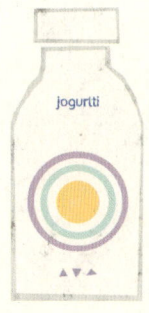

스물한 번째 습관

낫토를 먹어라

요즘 낫토도 난리다.
우리 음식도 아닌데 대세로 떠올랐다.
도대체 왜 그럴까?
냄새 나고 끈적끈적한 고놈이 왜 좋을까?

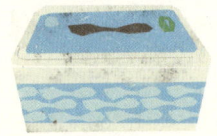

연예인들을 비롯하여 다이어트 성공 사례로 텔레비전에 등장하는 사람들이 미용과 다이어트, 건강식으로 추천하는 음식 중 하나가 낫토다. 삶은 콩에 낫토 균을 넣어서 발효시킨 것이 바로 우리가 먹는 낫토라고 할 수 있다.

낫토 균은 콩의 영양 성분을 분해해서 체내에 잘 흡수되도록 도와준다. 또한 뛰어난 소화제 역할을 하는데, 그 이유는 낫토 균의 효소에는 전분을 분해하는 아밀라아제와 단백질을 아미노산으로 분해하는 프로테아제, 지방을 분해하는 리파아제가 함유되어 있기 때문이다. 게다가 혈전을 녹여주는 역할을 하는 효소인 나토키나아제가 풍부하게 들어 있어 혈관의 노화를 억제하는 효과도 기대할 수 있다.

건강에 매우 유익한 낫토, 피부에 미치는 영향도 결코 무시할 수 없다. 그냥 삶은 콩에 비해 낫토에는 비타민 B_2가 6배나 많이 함유되어 있다. 비타민 B_2는 피부가 거칠어지는 것을 방지하고,

입안이 허는 것도 예방해 준다. 즉 상처나 세포 재생에 도움이 된다는 뜻이다.

그 밖에도 여러 가지 좋은 점들이 있다. 머리카락을 건강하게 하여 탈모를 예방하고, 손톱 발톱이 단단하고 윤기 있게 자라도록 돕는다. 이뿐만 아니다. 몸속 활성 산소를 억제하는 콩 사포닌, 이소플라본과 비타민 E 또한 피부가 푸석해지는 것을 방지하는 효과가 있으며, 칼슘이 풍부해 골다공증 예방에도 도움을 준다고 알려져 있다.

따라서 낫토를 가까이하면 예뻐지는 것은 물론 건강 면으로도 많은 도움을 받을 수 있을 것이다. 낫토를 집에서 만들 수 있는 낫토 메이커도 시중에 많이 나와 있고, 요즘은 마트에서도 낫토를 쉽게 구할 수 있으므로 낫토와 친하게 지내보자. 하지만 이런 낫토에도 부족한 영양소가 있으니 바로 비타민 C. 그러므로 낫토가 있는 식단에는 채소나 과일을 꼭 곁들이도록 할 것.

스물두 번째 습관

흡연과 피부의 상관관계

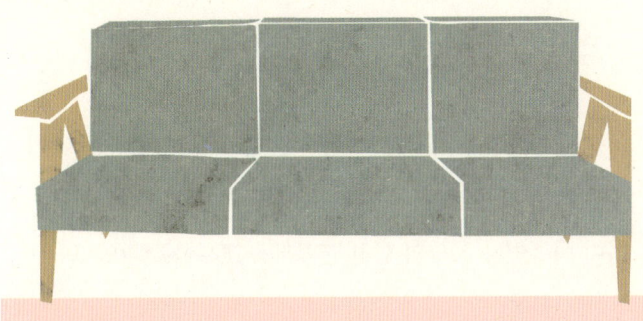

담배가 몸에만 치명적인 것이 아니다.
피부에도 못할 짓을 하고 있는 것.
늙고 싶은 것이 꿈이라면 또 모를까.
예뻐지고 싶다면 기꺼이 끊어 주자.

24세의 청년들을 대상으로 실시한 어느 조사 결과가 흥미롭다. 3년 이상, 하루 10개비 이하의 담배를 피운 흡연자 20명과 같은 나이 비흡연자 20명의 혈청 단백질을 조사한 결과였다.

두 케이스 중 흡연자의 지단백질 리포단백질에 현저히 많은 산화와 당화가 일어난 것. 고밀도 지단백질인 HDL을 구성하는 주요 단백질인 apoA-1 단백질이 부서지고 변형되는 모습이 70대 노인의 혈청에서 일어나는 양상과 매우 흡사하다는 것이 이 조사의 결론이었다.

다시 말해 나이가 아무리 젊다고 해도 흡연을 하게 되면 혈관에 문제가 생기고, 기능이 떨어지니 나이가 들어 생기는 다양한 대사 질환에 그대로 노출될 수밖에 없다는 것이다. 흡연으로 인한 문제는 단순히 건강 면에만 악영향을 미치는 것이 아니다.

혈관 기능의 저하에 따라 혈액의 턴 오버가 원활히 되지 않아 노폐물이 쌓이면서 각종 피부 질환에 노출되기 쉽고, 노화도 촉진되는 까닭이다.

그리고 또 하나! 위의 조사 결과에서 주목할 점이 있다. 이번 조사에 참여한 흡연자가 절대로 줄담배를 피우는 골초가 아니라는 것이다. 이들은 모두 하루 10개비 이하로 흡연을 해 왔다. 만약 이 글을 읽고 있는 그대가 흡연자라면, 게다가 하루 10개비 이상을 피우는 애연가라면 피부에 치명적인 잘못을 범하고 있다는 사실을 명심하자. 담배를 줄이는 것이 아니라 아예 끊어야 함을 진지하게 깨닫길 바란다.

이쯤에서 담배가 피부에 미치는 영향을 쉽게 설명해 볼까? 담배의 니코틴은 이뇨 작용을 촉진시켜 몸속의 수분을 빼앗아 피부를 건조하게 만든다. 담배에서 발생한 활성 산소 유해 산소는 노화를 빠르게 진행시키는 역할을 한다. 혈관의 기능이 떨어지면서 혈액의 산소 운반 능력까지 떨어뜨리게 되므로 신진대사가 저하되고, 피부는 빠르게 지치고 늙게 된다.

여드름 피부라면 담배는 더욱더 피부에 치명적으로 작용한다. 영국의 피부과 저널에 발표된 연구 결과에 따르면, 흡연을 할 경우 여드름 발생률이 비흡연자에 비해 2.8배나 높아진다고 하니 말이다.

여기서 끝이 아니다. 피츠패트릭Thomas B. Fitzpatrick이라는, 전 세계적으로 유명한 피부과 의사의 저서에 따르면 흡연이 광 노화까지도 촉진시키는 원인이 된다고 한다. 그 증거로 담배를 피우는 햇수와 주름, 피부 착색의 정도가 비례한다는 연구 결과를 내놓았다.

흡연자의 피부를 현미경으로 관찰했을 때, 마치 햇빛을 받았을 때처럼 진피 내 탄력 섬유가 많이 찢어져 있는 것을 발견할 수 있었는데, 심지어 햇빛 때문에 노화된 피부보다 훨씬 더 광범위하게 손상되어 있었다고.

이는 당연한 결과다. 담배를 피우면 피부 조직에 산소 공급이

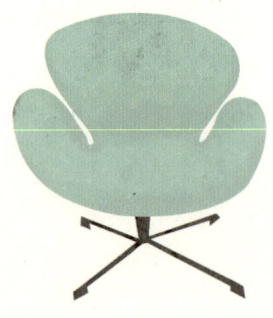

원활히 되지 않으니 조직이 손상되고, 피부 재생이 더뎌지며, 비타민 C의 흡수를 방해하여 콜라겐까지 파괴되는 것. 결국 피부의 활성 산소 등 노폐물과 해로운 것들을 없애는 몸의 기능이 떨어지게 되므로 피부가 망가지고 노화는 가속화될 수밖에 없는 것이다.

흡연은 피부 각질층의 수분도 빼앗아 간다. 그러니 피부가 거칠어지고 건조해지는 것은 흡연자라면 당연히 감수해야 하는 증상. 피부에 별다른 트러블이 없다 해도, 피부가 건조하고 간지럽다면 금연을 시도해 볼 것. 아마 눈에 띄게 피부가 편안해지는 느낌을 받게 될 것이다. 흡연을 하면서 운동하고, 물을 많이 마시고, 비타민을 챙겨먹는 노력을 한다고 해도 담배를 피우지 않는 것보다 못하다는 걸 기억하자. 유익한 것 하나 없는 담배, 이젠 진짜 이별을 고해야 할 때다.

스트레스를 잡아야 예뻐진다

스물세 번째 습관

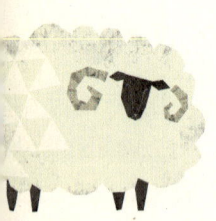

만병의 근원이 스트레스라는 말, 지겨울 만큼 많이 들었다. 그런 만큼 건강하고 아름다운 몸과 얼굴을 갖기 위해 스트레스 관리는 필수다. 스트레스가 만병의 근원인 가장 큰 이유는 면역력을 떨어뜨리기 때문이다. 스트레스를 받게 되면 우리 몸에서는 코르티솔과 노르아드레날린이라는 스트레스 방해 호르몬을 생성한다. 스트레스가 몸을 망치는 것을 막기 위해서다.

하지만 계속해서 분비될 경우, 우리 몸에서 면역력을 담당하는 림프구를 감소시켜 병원균과 바이러스에 쉽게 항복하게 만든다. 또한 스트레스를 많이 받으면 인체 내 활성 산소가 다량 생성되어 체내 조직을 파괴하고, 노폐물 배출을 막아 두통이나 소화 불량, 위염, 피부 질환뿐 아니라 암이나 심장병, 심장마비를 일으키는 원인이 되기도 한다.

물론 스트레스가 육체적인 고통만을 주는 것이 아니다. 우울증이나 정신분열증, 수면 장애 등도 모두 스트레스가 원인이다.

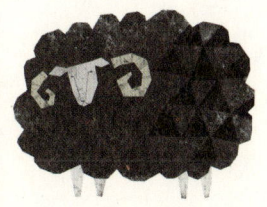

스트레스는 정말이지 난공불락이다.
하지만 스트레스 안 받고 살 수는 없는 노릇.
그렇다면 그때그때 풀어라.
스트레스가 쌓이면 피부에도 독이 된다.

그 원리를 잠시 짚어 보면 다음과 같다.

스트레스를 받으면 우리 몸의 무기질 중 칼륨이 빠르게 소진된다. 그 결과 신체 균형이 무너지고 육체적 컨디션이 저하된다. 인체에 꼭 필요한 무기질이 부족하면 뇌는 건강에 이상 신호를 보내게 되고, 건강 저하로 인한 또 다른 스트레스를 야기한다. 이것이 반복되다 보면 정신 장애로까지 이어져 고통을 받는 것은 당연한 이치.

스트레스를 없애기 위한 다양한 방법이 있지만 내가 권하고 싶은 것은 가벼운 운동과 입욕이다. 비싼 돈 들이지 않고도 가장 빠르게 효과적으로 기분 전환을 할 수 있기 때문. 햇빛이 있을 때 30분 정도 빠른 속도로 걸으면 스트레스도 줄고, 몸도 가뿐해지며, 수면의 질도 한층 높아진다.

같은 의미로 입욕 또한 혈액 순환을 돕고 심신을 안정시켜 준다. 입욕 시 라벤더나 로즈메리 등 좋아하는 에센셜 오일을 몇 방울 떨어뜨리면 아로마 테라피 효과로 정서적인 안정감을 높여 준다. 정서적인 안정감이 높아지면 같은 상황에서도 스트레스를 덜 받게 되니 컨디션을 안정적으로 유지할 수 있을 것이다.

자신만의 스트레스 해소법을 찾는 것도 좋은 방법이다. 원치 않았지만 이미 받아버린 스트레스. 어느 정도 시간이 지나면 적당히 해소가 되기도 하지만, 마음속 깊숙한 곳에는 풀리지 않는 응어리가 남아 있기 쉽다. 이런 응어리를 쌓아두지 않기 위해서라도 자신만의 해소법을 갖고 있는 것이 바람직하다.

내 지인은 노래방에 가거나 영화관에서 영화를 보면서 스트레스를 해소하곤 한다. 그래서 나도 따라해 보았다. 그런데 나는 고래고래 소리 지르며 노래 부르고, 영화를 봐도 영 개운치가 않더라. 생각해 보니 그녀는 동적인 성향을 가졌고, 나는 정적인 성향을 가졌으니 스트레스를 푸는 방법도 당연히 다를 수밖에. 그래서 내가 찾은 나만의 방법은 목욕, 클래식 음악 감상, 추리 소설 즐겨 읽기다.

자신의 성향이 어떤지 먼저 파악한 뒤 나만의 스트레스 해소법을 찾자. 방법을 알고 나면 스트레스를 받게 되는 상황이 와도 오히려 즐길 수 있게 된다. '아! 오늘은 스트레스를 받았으니 집에 가서 반신욕을 하면서 추리 소설이나 읽어야겠다!'라고 생각하면 기분까지 좋아진다. 단순하게도.

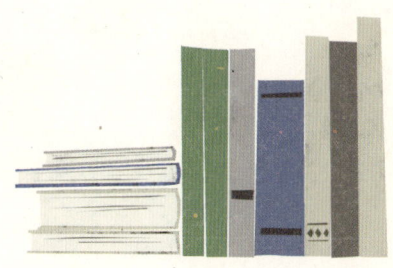

'입꼬리 트레이닝'을 아는가?

스물네 번째 습관

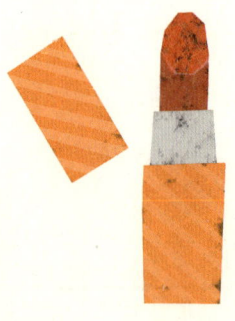

요즘은 입꼬리 시술까지 받을 정도라는데…
보톡스나 성형의 도움까지 받을 게 뭐 있나!
스스로의 의지로 트레이닝을 해 보자.
피부도, 얼굴도… 예뻐지는 건 시간문제다.

많은 환자들을 대하고, 방송 등의 활동을 하게 되면서 깨달은 진리가 있다. 예쁜 얼굴보다 중요한 것은 밝은 표정에서 비롯된 좋은 인상을 갖는 것이라는 사실이다.

기억에 남는 환자가 있다. 20대 후반의 여성이 어머니와 함께 병원을 찾아왔다. 그녀의 어머니는 한숨부터 내쉬며 딸이 취업 면접에서 자꾸 떨어지는데 도대체 어떤 시술을 하면 도움이 될지 물었다. 손꼽히는 학교를 졸업하고, 각종 자격증에다 몇 개 국어에도 능통해서 서류 전형은 잘 통과가 되는데, 이상하게 면접만 보면 낙방을 한다는 것이었다.

그녀의 얼굴을 들여다보았다. 굳게 다문 입술, 경직된 인상, 자신감 없어 보이는 표정 때문에 지극히 평범한 얼굴이 다소 무섭고 무거워 보였다. 그녀에게 필요한 것은 성형이나 시술이 아니었다. 나는 면접관들이 원하는 것은 예쁜 사람이 아닌 호감 가는 사람임을 말해 주었다.

입꼬리를 올리며 활짝 웃는 연습을 하고, 평소에도 의식적으로 살짝 미소를 짓고 다니라는 조언도 했다. 알겠다며 멋쩍게 웃는 모습이 귀여워서 그렇게만 웃어도 면접에서 훨씬 좋은 결과를 얻을 것이라는 응원까지 하며 돌려보낸 적이 있다. 혹시 취업에 실패하면 다시 병원에 오라고, 그땐 다른 방법을 연구해 보겠다고 농담 삼아 얘기했었는데 아직도 방문하지 않는 걸 보면 좋은 결과를 얻은 것이 아닐까 짐작해 본다.

주변을 둘러보자. 주위로부터 주목을 받고 좋은 이미지를 주는 사람들에게는 공통점이 있다. 바로 표정이 살아 있다는 것. 특히 웃을 때 누구보다 활짝 웃고 평소에도 입꼬리가 올라가 있는 경우, 주위의 호감을 사기에 충분하다. 나 역시 그런 이들에게 호감을 많이 느끼기 때문에 스스로도 늘 밝은 표정으로 사람들을 대하려고 노력한다. 눈썹과 입꼬리를 살짝 올리고 활짝 웃으면 활기와 자신감이 넘쳐 보이니 나의 커리어를 만드는 데도 도움이 되는 좋은 습관이라고 생각한다.

매력적으로 올라간 입꼬리를 많은 사람들이 원한다. 최근에는 이 수술을 위해 내원하는 사람들도 꽤 많다. 간단하게는 보톡스 시술로 혹은 외과적인 수술로 타고난 모양을 바꿀 수는 있다. 하지만 성형을 해서 입꼬리를 올리면 아무래도 흉터가 남거나 부자연스러울 가능성이 높기 때문에 수술을 권하고 싶지는 않다. 게다가 비용을 들이지 않고, 주사나 칼을 대지 않고도 조금만 노력하면 입꼬리를 예쁘게 만들 수 있다!

입 주변 근육을 살펴보면 입을 옆으로 당기는 근육이 있고, 아래로 내리는 역할을 하는 '구각하체근'이 하나 있다. 그리고 나머지 근육은 모두 입꼬리를 올리는 데 사용되는 근육이다. 입꼬리를 위로 올려주는 근육이 훨씬 많음에도 불구하고 우리는 늘 화난 사람처럼 입꼬리를 내리고 있다. 이것은 근육 훈련이 되지 않았기 때문이다.

웃을 일이 별로 없기도 하고, 활짝 웃는 것이 쑥스럽기도 하니 입꼬리를 올려주는 근육에 근력이 떨어지는 것이다. 그렇기에 의식적으로 입꼬리를 올리는 훈련을 하면 돈을 지불하고 시술 받지 않아도 예쁜 입매를 가질 수 있다.

  TV나 잡지 등에서 나를 보았거나 우리 병원에서 진료를 받은 적이 있는 사람들은 알겠지만 나는 표정이 밝은 편이다. 내가 이렇듯 밝은 표정을 가지게 된 데는 사연이 있다. 중학교 시절, 한창 사춘기였던 나는 공부를 한답시고 책상 앞에 앉아서 만날 거울만 들여다보곤 했다. 어떻게 하면 예뻐 보일 것인지가 당시 내 인생 최대 고민이었기 때문에 거울을 보면서 시도 때도 없이 웃는 연습을 했던 것. 덕분에 지금까지도 좋은 인상을 유지하고 있는 것 같다. 아니, 그렇게 보이길 바란다.

  실제 거울을 보고 어떤 표정이 나에게 어울리는지 연습하는 것은 밝은 표정을 갖는 데 굉장히 도움이 된다. 텔레비전을 보거나 화장실에 있을 때에도 미소를 짓자. 웃는 것이 생활화되면 웃을 일이 점점 더 많아지게 된다.

  웃음이 건강에 좋다는 것은 모두가 이미 알고 있는 사실. 우리 뇌는 진짜 웃음과 억지웃음을 구분하지 못하기 때문에 일부러라도 웃음을 지으면 몸에서 엔도르핀이 생성된다. 또한 웃을 때는 엔도르핀과 함께 세로토닌이라는 물질이 분비되는데, 이 물질들은 면역력을 높여주고 기분을 좋게 만들어 우리 몸에 활력이 생기게 하는 역할을 한다.

그로 인해 혈압 안정, 소화 기능 향상, 근육에 산소 공급 증가, 통증 완화, 근육 긴장 완화, 피부 온도 상승, 혈액 내 산소량 증가, 호흡기 질환 및 심혈관 질환 완화 등의 효과를 기대할 수 있다고 하니… 입꼬리를 올리고 소리 내어 '하하' 웃는 것은 우리 모두의 습관이 되어도 좋지 않을까?

우리 몸은 6백50개, 얼굴은 80개의 근육으로 이루어져 있다. 소리 내어 즐겁게 웃으면 그 근육 중 절반 가까운 근육이 움직이고, 몸 전체가 진동을 하면서 공기를 깊게 들이마시게 된다.

또한 10초 동안의 짧은 웃음은 3분간 노 젓기, 4분간 조깅을 한 것과 같은 운동 효과를 낸다고 한다. 그러니 날씬해지고 싶다면 깔깔깔, 크게 웃어보는 것으로 운동을 대신해도 좋겠다.

Tip

실전! 입꼬리 트레이닝

예쁜 입꼬리를 갖기 위해서는 어떤 트레이닝을 해야 하는지 알아보자. 튼튼한 몸을 만들기 위해 근육 운동을 하는 것과 같은 원리다. 운동 전에 스트레칭을 하듯 입 운동을 시작하기 전에도 준비 운동이 필요하다. '아에이오우'를 반복해 얼굴 근육을 이완시킨다. 평소 무표정한 사람들은 입 근육이 처지고 굳어 있는 경우가 많기 때문에 그 부위를 유연하게 해 주어야 입꼬리 운동의 효과를 제대로 볼 수 있다.

준비 운동을 다 했으면 "이~" 소리를 내면서 입 꼬리를 최대한 올려 미소를 짓는다. 연필이나 나무젓가락과 같은 스틱을 물어도 좋다. 한 번 할 때 얼굴이 살짝 땅기고 힘이 들 때까지 한다. 너무 무리하면 근육에 경련이 올 수 있으니 처음엔 짧게, 점차 시간을 늘리도록 한다.

어르신들이나 아이들이 사진 찍을 때처럼 개구리 뒷다리, 위스키, 김치와 같은 단어를 말하며 입꼬리를 올려도 좋다. 매일 시간 날 때마다 근육 올리는 연습을 한다면 빠르게는 몇 주 안에, 길어도 두세 달 안에는 웃는 모습이 달라지고, 표정이 밝아졌다는 얘기를 들을 수 있을 것이라 확신한다.

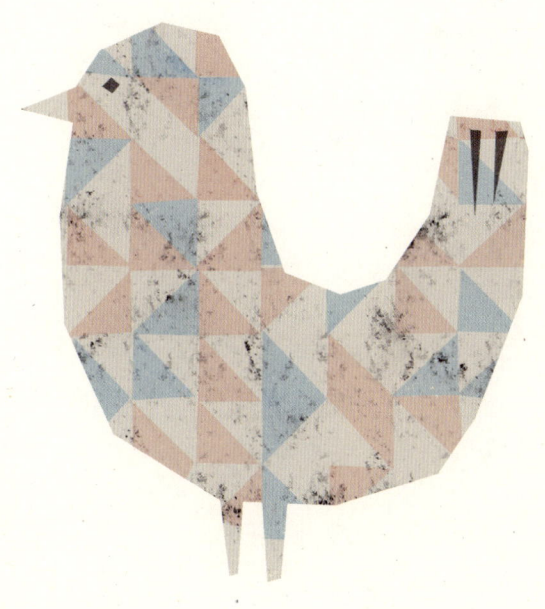

옷장 관리를 해야
피부가 예뻐진다

스물다섯 번째 습관

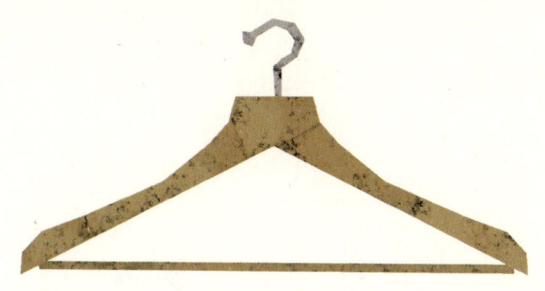

헛소리를 한다고? 유난스럽다고?
절대로 그렇지 않다.
옷가지 속의 갖가지 곰팡이와 세균…
그걸 눈으로 확인한다면 내 말을 믿을걸!

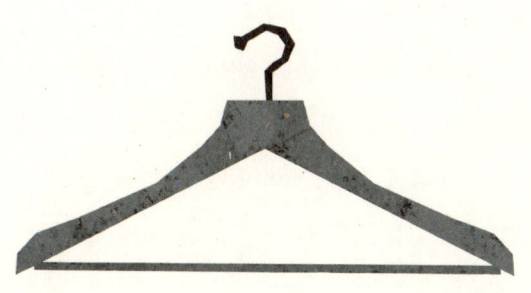

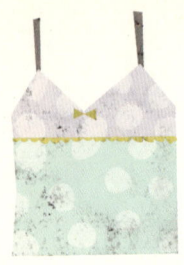

 유난스럽다고 생각할지도 모르겠다. 하지만 정말로 옷장 속이 청결하면 피부도 달라진다. 눈으로 확인할 수는 없지만 우리 몸에선 계속 피지와 땀, 노폐물이 분비된다. 이것은 모두 우리가 입고 있는 옷에 달라붙는다. 냄새도 나지 않고, 겉으로도 멀쩡해 보이니 대충 접거나 걸어 놓았다가 다시 입는 경우가 많다.

 그런데 조금만 더 깊이 생각해 보면 사실 그 옷들에는 각종 세균이나 곰팡이가 무럭무럭 자라고 있다고 보아도 좋다. 매일 샤워를 하고, 수시로 손을 씻고, 2중 세안 등으로 청결한 몸을 만든다고 해도 정작 내가 매일 입고 생활하는 옷이 청결하지 못하면 결국 다시 더러워지는 것은 내 몸이다.

 게다가 여름철이라면 단순히 속옷과 티셔츠뿐만 아니라 그날 입었던 모든 옷을 바로 세탁 바구니로 보내자. 땀을 흘리지 않았다고 해도 방심하지 말 것. 보이지 않는 피지와 땀이 섬유 사이사이 깊이 배어 있을 것이다.

 반면 겨울철에 가장 청결하게 관리해야 할 아이템은 바로 머

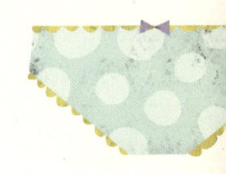

플러다. 겨울 내내 한 번도 세탁하지 않고 사용할 확률이 매우 높기 때문에 턱 여드름을 얻는 경우를 많이 봤다.

손세탁이나 세탁기에 넣고 돌려도 되는 머플러를 선택해서 사용한 뒤 바로 빨아야 얼굴에 트러블이 생기는 것을 막을 수 있다. 울 소재의 옷은 피부가 건조한 사람들에겐 자극과 가려움증을 유발할 수 있으니 울 소재 니트는 면으로 된 이너웨어를 먼저 입어 울이 피부와 마찰하는 것을 막아줄 것.

옷을 보관하는 옷장 또한 점검이 필요하다. 특히 여름철에는 온도와 습도가 모두 높기 때문에 곰팡이가 자라기 딱 좋은 환경이 될 수 있다. 가장 간단하게 옷장을 관리하는 방법은 자주 열어 환기를 시켜주는 것이다. 옷과 옷 사이 간격이 너무 좁지 않게 여유를 두고 걸어두거나 수납해야 하지만, 그럴 여건이 되지 않는다면 제습제를 자주 교체하고 가끔은 선풍기 바람 등으로 옷장의 환기를 돕자.

특히 속옷은 우리 피부에 직접적으로 닿기 때문에 속옷을 보

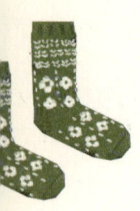

관하는 서랍은 마치 보물 상자를 관리하듯 정성스럽게 자주 청소하고, 습도가 높아지지 않도록 신경 쓸 것.

나는 세탁을 할 때 세제를 많이 넣지 않는다. 외부 활동이 많은 날을 제외하고는 옷이 심하게 더러워질 일이 별로 없기 때문이다. 세제는 더러움을 효과적으로 제거해 주지만 세제 잔여물이 옷에 남을 경우, 피부에 닿아 발진과 같은 피부염을 일으키기 때문이다.

세제를 적게 사용하는 대신 자주 세탁하는 것이 나의 옷 관리 비법인데, 자주 세탁기를 돌리면 옷감이 닳거나 망가질 수 있으니 울 코스나 란제리 코스로 약하게 세탁기를 돌려 옷감 손상을 방지한다.

나의 이런 방법들을 실천해 보면, 피부 관리에 도움이 될 뿐 아니라, 옷을 입을 때마다 쾌적함을 느낄 수 있을 것이다.

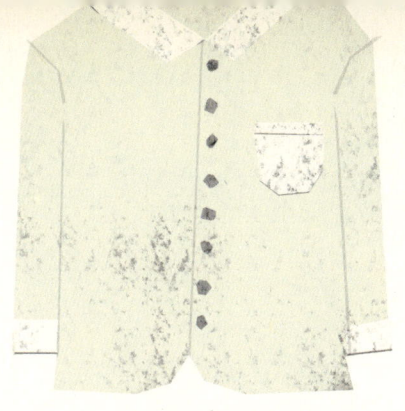

Tip

잠깐 입은 옷에는 섬유 스프레이를!

사실은 나도 한 번 입은 옷을 언제나 벗은 즉시 세탁기에 넣는 것은 아니다. 잠깐 입었던 옷이나 옷 위에 슬쩍 걸쳤던 카디건 같은 경우에는 다시 옷장 속으로 들어가는 일이 다반사다. 대신 그냥 걸지는 않고 일종의 조치를 취한 뒤 건다!
내가 취하는 '조치'란 천연 섬유 스프레이를 뿌려주는 것이다. 정제수와 알코올을 적당량씩 섞고, 여기에 아로마 오일을 몇 방울 떨어뜨려 잘 섞으면 천연 섬유 스프레이가 된다. 이것을 옷에 칙칙 뿌리고 잘 건조시킨 뒤 옷장에 고이 모셔둔다. 이렇게 하면 은은한 향을 머금은 기분 좋은 옷으로 다시 태어난다. 시중에 나와 있는 섬유 탈취제도 종종 사용하는데 내 몸에 직접 닿는 것들이니 가능하면 좋은 원료로 만든 것을 구입하려고 한다.

스물여섯 번째 습관

예뻐지고 싶다면 걸어라

어때? 멋있지 않나?
가벼운 바람을 즐기면서
살랑살랑 걷는다는 것!
영화 속 주인공이 된 듯 그렇게!

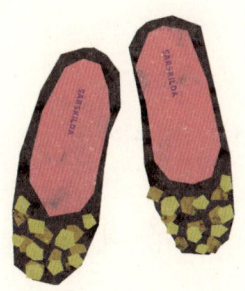

걷기 좋아하는 여자가 된다는 것

나를 알고 있는 많은 사람들이 놀라곤 하는 나의 습관 중 하나는 걷는 것이다. 그것도 매우 자주, 많이 걷는 것. 나는 웬만한 거리는 걸어서 이동한다. 사실, 걷기 싫을 때는 바쁘다는 핑계를 대는 게 가장 쉽겠지만 그건 정말이지 핑계에 불과하다.

가까운 거리는 승용차나 대중교통을 이용하는 것보다 빠른 속도로 걷는 것이 훨씬 이동 시간이 짧기 때문에 걸어 다니면 약속 시간에 늦을 일도 없고, 주차장을 찾거나 오지 않는 버스를 하염없이 기다리면서 스트레스를 받을 필요도 없다. 같은 이유로 엘리베이터 역시 잘 타지 않는다. 5층 정도까지는 비상계단으로 오르내리는 것이 나에겐 당연한 일과다.

처음 이 습관을 가지게 된 이유가 단순히 운동 때문은 아니었던 것 같다. 보기와는 다르게 나는 성격이 다소 급하고, 빨리빨리 하는 것을 좋아하므로 서두르다 보니 이런 습관을 갖게 되었다. 종종 급한 성격 때문에 몸이 무척 고단해지기도 하지만, 이 습관만큼은 내게 준 가장 좋은 선물이라고 생각한다.

방송이나 잡지 등 언론과 인터뷰를 할 때, 예뻐지고 건강해지고 싶다면 많이 걸어야 한다고 자주 이야기한다. 나는 사람들을 보다 아름답게 만들어주는 일을 하기 때문에 그 부분에서 환자들의 본보기가 되기 위해 노력해야 한다. 다이어트도 하고, 꾸준히 피부 관리도 하고, 운동으로 체력 관리 또한 해야 한다.

그런데 사실 나는 다른 관리는 그리 열심히 하는 편이 아니다. 주어진 시간은 한정적인데 워낙 바쁘게 살다 보니 정작 나를 위해 투자할 시간이 별로 없는 것이 현실이니까. 대신 나는 시간이 날 때마다 걷는다. 열심히 걸어서 마트에 가서 장을 보고, 점심 때는 병원에서 집까지 부지런히 걸어가 집 밥을 먹고, 다시 걸어서 출근을 한다. 이 덕분이다. 새벽까지 이어지는 스케줄에도 무너지지 않는 것, 무지 배고플 때는 밥을 두 그릇씩 뚝딱 먹어도 살이 찌거나 스트레스를 받지 않는 것. 물론 많이 먹으면 다음 날 더 많이 걷긴 하지만. 하하!

별 다른 이유 없이 우울하다면, 혹은 스트레스 등으로 무기력하고 마음이 힘들다면, 무거운 몸을 억지로 일으켜서라도 동네를 한 바퀴 돌아보자. 영국의 익스프레스지에서 발표한 어떤 연구 결과에 의하면 활동적인 사람은 스트레스를 덜 받고, 깊은 잠을 자며, 우울증에 빠질 위험성이 30% 줄어들며, 치매 발병 위험도 함께 낮아진다고 한다. 이는 틀린 말이 아니다.

가볍게 5분 정도만 걸어도 우리 몸에서는 자연적 항우울제인 엔도르핀이 분비된다. 당연히 스트레스를 받으면 분비되는 코르티솔 호르몬 수치가 떨어진다. 중추 신경을 자극해 기분을 좋게 만들어주는 암페타민의 분비가 활발해서 피로감이 줄어들고, 의욕이 충만해진다.

규칙적인 워킹은 정서적인 안정감뿐 아니라 당연히 건강에도 도움을 준다. 다리의 혈관이나 신경은 두뇌 및 내장 기관과 밀접하게 연결되어 있어, 걷기로 꾸준히 체력을 기른다면 다리 근력이 좋아지고, 심장과 호흡기, 내장 기능도 강화된다. 뇌에 기분 좋은 자극이 되니 머리가 좋아지고, 치매도 예방해 준다. 혈액

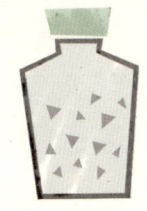

순환이 활발해지면 혈색이 좋아지고 피부 결도 매끄러워지는 것은 당연한 일. 활력 있어 보이는 건강한 피부와 몸이야 말로 우리가 원하는 궁극의 목표 아니겠는가. 걷자. 운동화를 신고 씩씩하게 걸어 다니면 당신은 훨씬 밝고 예쁜 사람이 될 것이다.

걸을 때 당신이 지켜주었으면 하는 것

만약 당신이 우울한 감정을 해소하기 위해 걷기를 선택했다면 햇빛이 있는 오후에 걷는 것이 도움이 될 것이다. 우리 몸에 활력과 마음의 안정을 주는 신경 전달 물질인 세로토닌은 햇빛에 의해 활성화되기 때문이다. 물론 몸을 움직이는 것 자체가 기분을 좋게 해주니 밤에 걷는 것 또한 좋다.

운동복을 완벽하게 갖춰 입진 않더라도 활동하기 편하고 땀 흡수가 잘 되면서 가벼운 옷차림이 좋다. 운동화는 발뒤꿈치 부분에 쿠션이 있고, 부드럽게 구부러지는 것이 효과적이다. 운동으로 발이 뜨거워지기 쉬우니 통풍이 잘 되면 더욱 좋고! 햇빛이 있는 시간대에 걷는다면 선글라스 착용은 기본. 자외선으로 인한 황반변성을 예방해 주니까. 물론 햇빛 아래를 걸을 생각이라면 자외선 차단제도 필수다.

천천히 걷든 빠르게 걷든, 워킹 시작 10~20분 전에 수분을 섭취하는 것도 지켜야 할 수칙 중 하나다. 몸에 수분이 충분하지 않으면 체온이 과하게 상승하고, 운동 능력이 저하되기 때문이다. 물은 한 컵 정도가 적당하며 천천히 마실 것. 본격적으로 걷는 운동을 할 생각이라면 500ml 정도의 물병 하나는 들고 나가는 것도 추천!

또한 짧은 거리를 걷더라도 준비 운동을 하고 시작하자. 본격적으로 걷기에 앞서 스트레칭을 가볍게 하면 관절이 유연해지고, 골격근의 온도가 높아져 대사가 촉진되며, 혈액 순환이 원활해져 근육이 훨씬 자연스럽게 움직이게 된다. 걷기가 끝난 뒤에도 몸을 쭉쭉 늘려가며 뭉친 근육을 펴주는 정리 운동을 하자. 이 운동은 몸을 천천히 식혀 주고 안정된 상태로 되돌리며, 근육통 등을 예방해 주는 효과가 있다.

자! 열심히 운동한 후 실내로 돌아왔다면 손을 깨끗이 씻고, 땀을 흘렸다면 샤워로 오염물을 씻어내는 등의 미용적인 관리도 절대 잊지 말고!

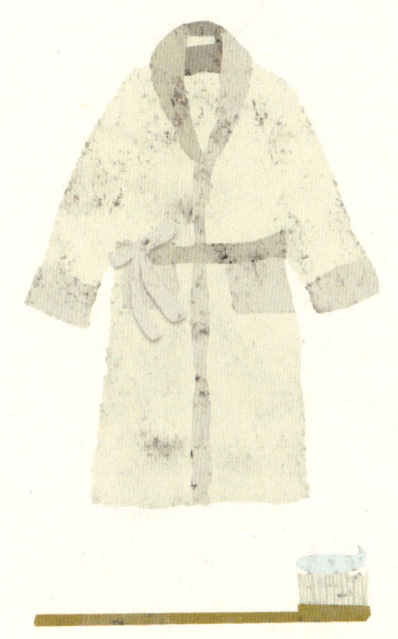

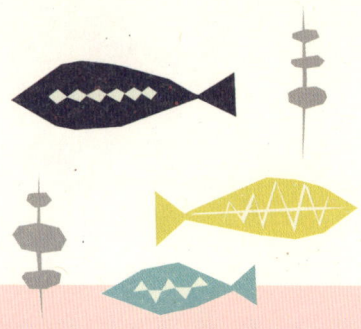

스물일곱 번째 습관

잠꾸러기의 꿀피부 비결

<u>1박 2일을 자야 한다는 걸 아는지.</u>
<u>그렇다고 길게, 잠만 자라는 건 아니다.</u>
<u>밤 10시부터 새벽 2시 사이에는</u>
반드시 자고 있어야만 피부에 힘이 된다.

'자는 시간을 아까워하는 바보가 되지 말자'

사실 10대나 20대 무렵엔 실감하지 못했다. 잠을 많이 자야 예뻐진다는 그 말. 잠을 많이 자든, 그렇지 않든 피부는 늘 탄력이 있었고, 때론 잠을 설친 후의 수척함이 예뻐 보였던 것도 같다. 하지만 신기하게도 그리고 슬프게도 이젠 그 말을 뼈저리게 실감한다. 잠을 많이 자야 한다는 말과는 조금 다르지만, 잠을 잘 자야 예뻐지는 것은 확실하다.

잠자는 시간조차 아까워했다는 이들의 성공 스토리를 끊임없이 듣고 자란 우리는 언제부턴가 '잠은 게으른 사람들의 상징'으로 여겼던 것 같다. 늦게 잠드는 나라로 한국이 손꼽히는 걸 봐도, 주변에 질문을 던져 봐도, 12시 전에 잠드는 사람이 거의 없는 걸 보면 우리는 수면 시간을 아까워하고 있는 것이 분명하다.

잠은 누구에게나 보약이다. 구태의연한 말 같지만 깊은 잠만큼 좋은 약도 없다. 스트레스와 같은 정신적인 피로, 근육통이나 두통 같은 신체적인 피로 모두 숙면으로 완화시킬 수 있다.

앞의 장에서도 말했듯 피부 또한 수면과 떼려야 뗄 수 없는 관계다. 몸과 마찬가지로 피부도 회복과 영양 공급, 재생의 단계를 거치면서 활력을 얻는데, 재생을 위한 충분한 시간을 깊은 잠을 통해 보충해 주지 않으면 건강한 피부로의 턴 오버가 원활하지 않게 된다.

수면 중 분비되는 호르몬은 새로운 세포를 생성하고, 기존의 죽은 각질들을 떨어뜨리며 건강한 피부를 만드는 역할을 한다. 그런데 이 과정이 원활하지 못하면 다음 날 거울 속의 내 모습은 안타깝게도 어제 저녁과 마찬가지로 피로가 쌓여 있고, 피부 또한 칙칙하고 탄력 없어 보일 것이다.

이런 컨디션이라면 아무리 비싼 제품을 발라도 소용이 없을뿐더러 메이크업으로 커버하려 해도 완성도 높게 마무리되지 않는다. 수면 부족은 면역력 저하의 원인이 되기도 하는데, 면역력이 떨어지면 각종 염증 반응에 민감해져 여드름과 같은 트러블이 자주 생긴다.

반대로 숙면을 취하고 난 뒤엔 피부에 자연스러운 윤기가 흐르는데, 화장품으로 얻은 인위적인 윤기와는 다르다. 피부 톤이 고르고 맑고 밝아진 것이다. 새로운 하루를 시작할 준비가 완전히 이루어졌다는 증거이며, 숙면으로 피부 컨디션이 좋은 날은 몸 또한 가볍고 기분도 상쾌하다.

오래 자는 것보다 깊이 자는 것이 중요하다

그렇다고 오래 누워 있는 것이 잘 자는 것은 아니다. 9시간을 뒤척이며 자는 것보다 4시간을 자더라도 깊이 자는 것이 피부와 건강에 훨씬 좋다. 특히 밤 10시부터 새벽 2시 사이에는 성장 호르몬이 분비되기 때문에 반드시 잠들어 있는 것이 좋다.

성장 호르몬은 성장기 어린이들의 키 성장만 돕는 것이 아니라 낮 동안 사용한 에너지를 보충하고, 노폐물을 배출하며 새로운 세포 분열이 활발하게 일어나도록 돕기 때문에 이 시간에 잠들어 있으면 세포 재생 효과가 더욱 높아진다.

  숙면을 위해선 낮 동안 많이 움직이는 것이 좋고, 잠들기 전 반신욕이나 족욕 등으로 체온을 높여주는 것도 도움이 된다. 가벼운 스트레칭으로 뭉쳐 있는 근육을 풀어주면 자는 동안 근육통 등으로 무의식중에 뒤척이는 것을 예방할 수 있다.

  과식을 하거나 야식을 먹게 되면 우리가 잠든 사이에도 음식물을 소화하기 위해 몸속에서는 계속 운동을 하기 때문에 제대로 된 '휴식'을 기대할 수 없다. 그러므로 잠자리에 들기 3~4시간 전에는 음식물 섭취를 삼갈 것! 잠들기 전 술이나 물을 마셔도 자다가 화장실에 가고 싶어져 깨게 되니 적어도 잠들기 1시간 전부터는 액체 섭취도 삼가는 것이 좋다.

침실 환경을 바꿔보는 것도 좋다

침실 환경도 숙면과 밀접한 관계가 있다. 침실은 최대한 어둡고 조용한 것이 좋다. 귀마개, 수면 안대, 암막 커튼을 이용하는 것도 방법. 가능하면 텔레비전이나 컴퓨터는 침실에 두지 말자. 자극적인 화면과 소리들이 뇌를 깨어 있는 상태로 만들어 숙면을 방해하기 때문.

낮 동안 방 안을 충분히 환기시켜 공기를 쾌적하게 하고, 젖은 빨래를 널거나 가습기를 틀어 실내 공기가 건조하지 않도록 하면 수면의 질이 훨씬 높아질 것이다. 좋은 화장품보다, 그 어떤 비싼 영양제보다 좋은 것은 제대로 쉬는 것이다. 잠자는 시간을 아까워하지 말자. 나를 아름답게 만들어주는 가장 유익한 투자가 바로 잠이다.

중력과 싸우는 방법

스물여덟 번째 습관

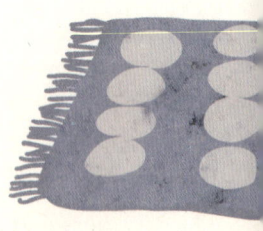

피부 이야기를 하다가 뜬금없이 중력?
왜냐하면 중력 때문에 늙는 거니까!
모공이 늘어지고 탄력이 약해지는 것도
모두 중력, 그놈의 짓이란 걸 알아야 한다.

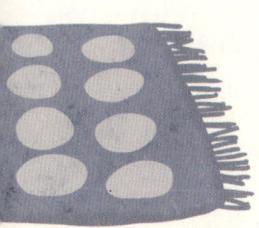

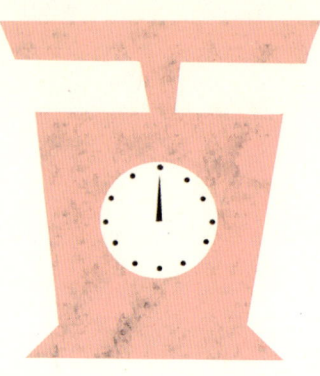

중력이 뭐 어떻다고?

우리가 둥근 지구에서 무난히 삶을 살아갈 수 있는 것은 바로 중력 때문이다. 우리 몸을 아래로 잡아당기는 중력 덕분에 걷고, 자고, 먹으며 살아가지만 이것 때문에 노화를 온몸으로 느낄 수밖에 없다. 나이 들면서 허리가 굽는 것도, 피부가 처지고 모공이 늘어나고, 몸매가 망가지는 것도 모두 중력의 짓이다. 지금 이 순간에도 중력은 우리 몸을 아래로, 아래로 끌어당기고 있다.

허리 디스크나 하체 부종 같은 증상의 원인이기도 한 중력. 서 있을 때 가장 많은 영향을 받으며, 누워 있을 때 가장 적게 받는다. 그렇다고 하루 종일 누워만 있을 수는 없는 일. 탄력 있는 얼굴과 아름다운 S라인 몸매를 유지하기 위해서는 중력에 대응할 필요가 있다.

상체는 아래로, 하체는 위로!

가장 단순한 방법은 물구나무서기를 하는 것. 중력으로 인해 처져 있던 내장 기관들을 원래 자리로 되돌리는 효과가 있을 뿐 아니라 꾸준히 할 경우, 위장 기능이 강화되고 신진대사가 활발해진다. 더불어 피부나 몸매가 처지는 것을 방지하는 데에도 효과적이고!

만약 물구나무서기가 힘들다면 근처 놀이터에서 철봉에 거꾸로 매달려도 되고, 누운 자세에서 벽에 엉덩이부터 다리 뒤쪽을 착 붙인 L자 자세를 취하는 것도 좋다. 이 자세는 다리의 혈액 순환을 원활하게 하여 부종을 없애주고, 다리 라인을 예쁘게 만들어준다. 수면 시 다리를 심장보다 높게 하고 자면 하체에 가해지는 중력이 약해져 혈액 순환이 원활해진다.

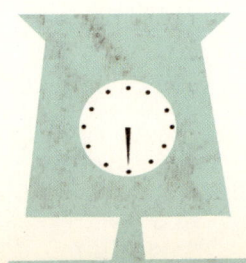

물속에서 운동하기 & 플라잉 요가

물속에서는 중력이 작용하지 않는다. 그래서 몸에 무리가 가지 않으며 칼로리 소모도 높다. 수영이나 아쿠아로빅 같은 운동을 허리 디스크 환자에게 추천하는 이유도 이런 까닭이다. 최근 유행하는 플라잉 요가는 끈에 매달려 동작을 수행하는데, 다른 운동과 달리 거꾸로 매달리는 동작을 할 수 있어 추천한다.

바른 자세 갖기

평소 자세가 나빠서 척추나 골반이 휘어지면 중력의 영향을 더더욱 많이 받게 된다. 살이 쉽게 붙고, 허리나 어깨가 굽는 것은 당연지사. 자세가 구부정해지면 가슴이나 얼굴의 탄력이 떨어지고 뱃살도 튀어나온다.

노화라든가 피부 처짐 등을 막고 싶다면 지금 당장 잘못된 자세부터 고칠 것. 앉을 때는 엉덩이를 의자 등받이에 완전히 밀착시켜 허리를 똑바로 펴고, 양발은 바닥에 붙인 자세가 중력의 영향을 덜 받는 가장 좋은 자세이다.

얼굴 위로 쓸어주기

중력으로 인해 피부가 처지는 것을 막기 위해선 스킨케어나 세안, 메이크업을 할 때 아래에서 위로 튕겨주듯 얼굴을 터치하는 것이 효과적. 샤워나 목욕을 할 때 보디 브러시를 이용해 피부를 아래에서 위로 쓸어주면 탄력을 유지하고 혈액 순환을 원활하게 하여 매끄러운 피부를 오래 간직할 수 있다.

중력은 피부를 늘어뜨려 사람들의 얼굴을 우울한 인상으로 만든다. 젊은 사람보다 나이 든 사람들의 표정이 어두워 보이는 이유도 눈가나 입 주위 피부가 처져 있기 때문. 이 책에서 언급한 입꼬리 올리기 운동 등으로 피부 근육을 강화하면 나이가 들어도 밝고 환한 인상을 가질 수 있다.

뜨거운 것을 조심하라

스물아홉 번째 습관

하여튼 연애든 피부든 너무 뜨거운 게 문제다.
지나치게 뜨거운 것은 상처를 남기기 쉽다.
특히 얼굴 주변에 후끈한 열이 닿지 않도록
노력하고, 노력하고, 노력해야 한다.

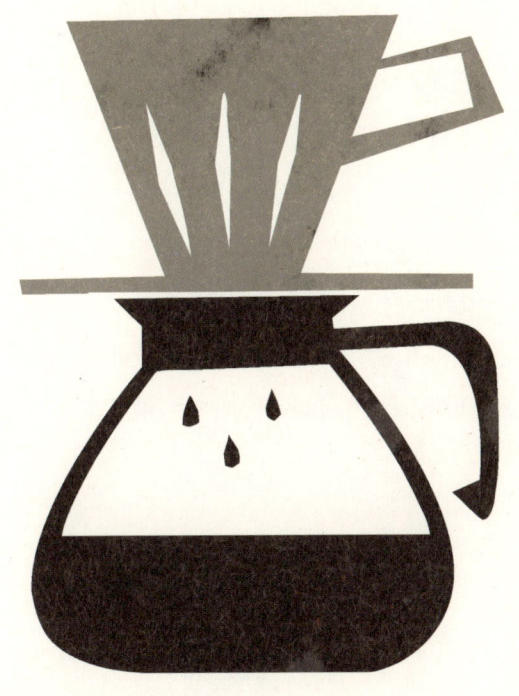

여자 연예인들의 경우, 아주 추운 날씨에도 자가용의 히터를 틀지 않는다고 한다. 뜨거운 바람이 피부에 얼마나 좋지 않은 영향을 미치는지 알기 때문이리라. 방송을 통해 만난 한 여자 연예인은 요리를 할 때 얼굴에 시트 팩을 얹어 놓는다고 한다. 가스불에 의한 열 노화를 예방하기 위해서 말이다. 뭘 또 그렇게까지 하느냐고 생각할 수도 있지만, 피부가 생명인 여자 연예인이니 충분히 이해할 수 있었다. 피부 관리에 철저한 모습을 보면서 대단하다는 생각도 들었고.

난방기기 외에도 사우나, 헤어 드라이어, 햇빛, 요리, 컴퓨터 모니터, 스마트폰 등 우리 얼굴에 영향을 주는 '뜨거운 것'들은 무수히 많다. 이들이 피부에 악영향을 미치는 이유가 단순히 건조함을 유발하는 것 때문만은 아니다.

뜨거운 것에 노출되면 피부 진피층의 콜라겐 파괴가 가속화된다. 또한 열기 자체가 주름을 만들지는 않지만, 자외선보다 파

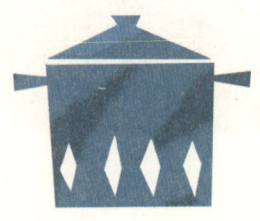

장이 길기 때문에 피부 깊숙한 곳의 손상을 일으킬 수 있다는 사실! 이런 나쁜 영향력이 자외선과 합쳐지게 되면 깊은 주름을 생성하는 것은 시간문제다.

뜨거운 열기는 혈관에도 영향을 미친다. 혈관에는 고무줄과 같은 탄성을 주는 엘라스틴 섬유가 있는데, 우리 몸은 더운 것에 노출되면 체온 증가를 막기 위해 열을 발산시킨다. 이 과정에서 혈관이 늘어나면서 혈류가 증가하게 되고, 다시 열기가 식으면 혈관이 빠른 속도로 수축한다. 이러한 과정이 반복되면 나중에는 늘어난 혈관이 수축성을 잃게 되어 안면 홍조나 모세혈관 확장증 같은 피부 고민을 갖게 될 수도 있다.

얼굴이 뜨거워지면 아무리 좋은 화장품을 발라도 흡수가 잘 되지 않고, 열로 인한 트러블에도 노출되기 쉽다. 그러므로 뜨거운 것은 얼굴과 최대한 멀리하는 것이 좋다. 여름철에는 날씨 자체가 문제가 되니 한낮에는 외출을 피하고, 수분을 충분히 섭취하며, 알로에나 녹차 등의 성분이 함유된 화장품으로 얼굴 온도를 내려주는 스킨케어에 신경 쓰자.

겨울철에는 난로 같은 온열기의 사용을 최소화하고, 집 안 환경을 너무 덥지 않게 만드는 것이 중요하다. 우리 몸과 피부가 가장 쾌적한 컨디션을 유지할 수 있는 온도는 20~22℃, 습도는 45~55%가 적당하다. 절절 끓는 난방 대신 내복이나 핫팩, 반신욕 등으로 몸을 따뜻하게 하는 것도 좋은 방법.

사우나에 가게 된다면 되두록 뜨거운 방에 있는 시간은 최소로 하고, 적당히 따뜻한 방에서 찜질을 즐기도록 하자. 차가운 방과 뜨거운 방을 왔다 갔다 하는 것은 최악! 뜨거운 곳에 가면 혈관이 늘어나 열을 발산시키고, 추운 곳에 가면 혈관이 수축되어 열을 유지하게 되는데 이것이 짧은 시간 동안 반복되면 혈관이 탄성을 잃고 축 늘어져 혈관 확장증, 즉 안면 홍조로 이어질 수 있다는 사실을 기억하자.

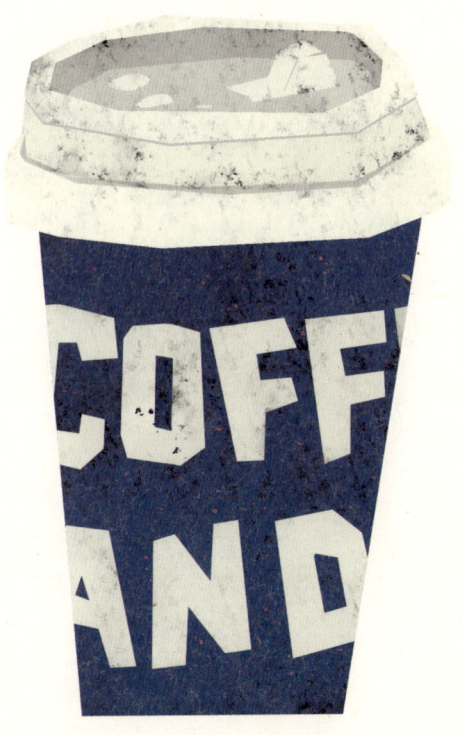

못생겨지고 싶다면?
이런 습관!

서른 번째 습관

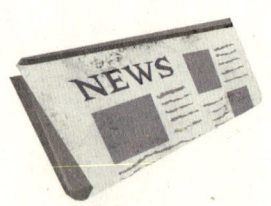

좋은 피부에 타고난 몸매? 소용없다.
나쁜 습관에 무너지는 것은 시간문제다.
당장 고쳐야만 한다.
그럼 그 나쁜 짓들 한번 살펴볼까?

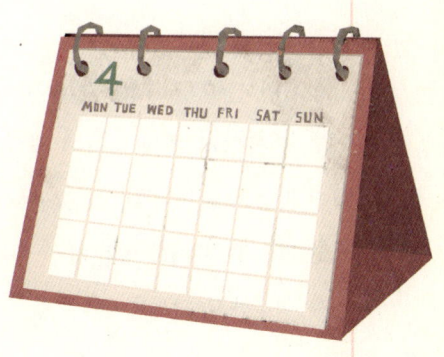

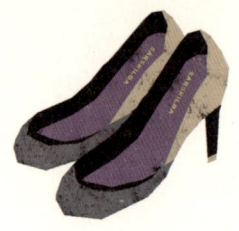

매일 하이힐 신기

확실히 굽이 낮은 신발을 신었을 때와 하이힐을 신었을 때를 비교해 보면 다리 라인이 확연히 다르다. 하이힐을 신으면 다리가 훨씬 가늘고 길어 보인다. 전체적으로 몸의 비율도 마치 모델처럼 훌륭해지니 하이힐의 매력에 빠지면 운동화나 단화는 쳐다보지도 않게 된다.

하지만 신발 굽이 높아질수록 무릎 뼈 아래쪽 연골에 무리가 가고, 연골이 닳아 관절염이 생기기 쉽다. 종아리 근육이 늘 긴장되고 뭉쳐 있는 상태이므로 여자들이 싫어하는 '다리 알'이 발달하기도 한다. 게다가 몸의 균형을 맞추기 위해 몸이 앞으로 휘면서 척추에도 변형이 온다. 발목 관절은 또 어떻고! 조금만 잘못 헛디뎌도 발목이 삐끗하기 쉬우며 관절이 약해져서 통증이 생기거나 걸을 때 불편함을 느낄 수도 있다. 압력을 많이 받는 부위인 발바닥 앞이나 발가락에 굳은살과 티눈이 생겨 통증을 유발하기도 하며 외관상으로도 보기 좋지 않게 된다.

적어도 일주일에 세 번은 굽이 낮은 신발을 신어서 발을 쉬게 해야 한다. 가방에 가벼운 단화를 넣고 다니면서 오래 걸을 때는 신발을 바꿔 신도록 하자. 바닥에 앉아 다리를 쭉 뻗은 상태에서 발끝을 몸 쪽으로 당기는 스트레칭을 해 뒤쪽으로 긴장되어 있던 근육을 펴주는 것도 좋다.

가방을 한쪽으로만 들거나 메기

크로스백, 토트백, 숄더백이든 가방을 들거나 멜 때는 양손이나 양 어깨를 번갈아 사용하는 것이 척추에 좋다. 보통은 습관적으로 편한 쪽으로 가방을 들게 되는데 이런 경우, 허리와 척추에 무리를 주게 되며 척추 변형은 얼굴 불균형까지 초래할 수 있다. 또한 너무 무거운 가방을 들고 다니면 몸이 경직되고 피로도가 높아지므로 가방엔 꼭 필요한 것만 넣어 가볍게 들자.

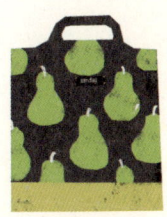

엎드려서 자기

옆으로 누워 자는 습관도 팔자주름을 유발하기 때문에 좋지 않은데, 엎드려 자는 자세는 더더욱 나쁘다. 림프가 꽉 막혀 안면 부종은 물론, 허리에 무리가 와서 통증이 심해질 수 있다.

또한 척추와 살이 내장 기관을 압박해 소화 불량, 호흡 장애 등의 증상을 일으킬 수도 있다. 안면 부종이 매일 지속된다면 피부를 푸석하게 하고 탄력을 잃게 하는 원인이 될 수 있으니 수면 자세는 무조건 천장을 보고 반듯하게 누워 자는 자세로 바꿀 것!

앉아서 다리 꼬기

습관적으로 다리를 꼬고 앉으면 아래쪽 골반에 체중이 실리게 되어 근육통이 생기는 것은 물론, 고관절이 회전해 관절에 무

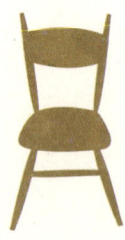

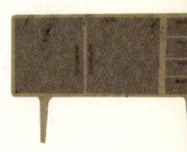

리가 가고 골반이 변형될 수 있다. 그 결과 양쪽 골반이 비대칭이 되기 쉽고, 가장 무서운 것은 이로 인해 신체가 불안정해지면 걷는 자세에도 영향을 미칠 뿐만 아니라, 다리에 지방이나 노폐물이 쌓여 보기 싫은 각선미를 갖게 된다는 것!

입술에 침 바르기

입술이 건조할 때 침을 바르면 일시적으로는 촉촉해지지만, 입술의 수분이 외부 공기로 인해 증발하면서 결국엔 더 건조해진다. 당연히 입술이 갈라지거나 염증이 생기고, 입술 색이 생기를 잃게 된다. 바셀린이나 립 밤 등을 가방에 넣고 다니며 건조함을 느낄 때마다 아주 적은 양을 펴 발라주자. 극소량만 발라도 건조함으로 인한 불편함은 즉각적으로 해결될 것이다.

쉽게 늙지 않는
여자의 몇 가지 습관

서른한 번째 습관

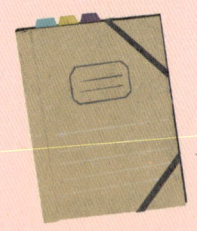

젊을 때는 모르는 참 소중한 것.
바로 젊음 그 자체다.
자신하지 마라. 곧 노화의 그날이 온다.
지금부터 잘 관리해야 그 젊음을 유지할 수 있다.

아직 젊다고 과신하지 마라

10대나 20대엔 노화라는 단어가 남 얘기 같을 것이다. 하지만 누구에게나 태어난 순간부터 노화가 시작되고 있다. 죽은 세포는 각질이라는 이름으로 떨어져 나가며 머리카락은 매일 빠지고, 하루하루 주름이 늘어간다. 노화는 누구도 피해 갈 수 없지만 일찌감치 노화 예방에 힘쓴다면 남들보다 오래 젊음을, 아름다움을, 활력을 가진 여자가 될 수 있다.

뒷장에서 얘기할 생활 습관들은 실천하기 그리 어렵지 않은 것들이며 가능하다면 한 살이라도 더 젊을 때 하는 것이 좋다.

흡연과 과음을 삼간다

간접 흡연조차 피부엔 독이 될 정도니 직접 흡연은 얼마나 나쁘겠는가. 담배는 앞에서도 언급했듯 햇빛에 의한 광 노화를 촉진해 피부가 건조해지고, 색소 침착으로 피부 톤이 칙칙해진다. 한편 과음을 하면 해독 과정에서 몸속 수분을 빼앗겨버리기 때문에 피부에 탄력이 떨어지고 주름이 쉽게 생기게 된다. 그러니 무조건 끊어라. 본인은 당연히 끊고, 주변 사람들도 끊게 하라.

화를 참지 않는다

걱정이나 화, 짜증 같은 스트레스를 참는 것은 불규칙한 생활 습관이나 나쁜 음식을 먹는 것만큼 몸에 해롭다. 스트레스를 적절하게 풀지 못하고 화를 참게 되면 자연스럽게 몸속에 노화를 촉진하는 활성 산소가 쌓이게 된다. 착한 사람이 되려다 지레 늙거나 병을 얻는다는 말이 결코 틀린 게 아니다.

스트레스가 많은 사람은 실제 나이보다 많게는 수십 살까지 더 들어 보인다고 한다. 인상이 우울하거나 울상인 사람과 늘 긍정적이고 밝은 사람을 비교했더니 5년, 10년, 20년이 지날수록 피부 나이, 몸매 나이, 신체 나이에서 큰 격차가 벌어졌다는 연구 결과도 있다.

잘 웃는 사람은 생체 나이가 실제 나이보다 7~8살 젊어지고, 긍정적인 사람은 6살 이상 젊어진다고 한다. 반대로 1년 안에 불행한 일을 서너 차례 연속적으로 겪은 사람은 실제 나이보다 30살까지도 늙어 보일 수 있다고 하니 스트레스를 받거나 화나는 일이 있을 땐 참지 말자. 아무 일도 없는데 스스로 우울해하거나 고민을 사서 하는 습관도 반드시 고치도록 하자.

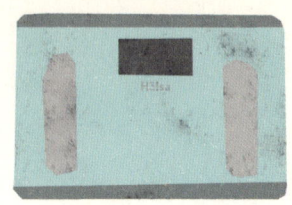

과식하지 않는다

공복에는 장수 유전자라 불리는 시르투인 유전자가 활성화되어 손상되거나 병든 세포를 회복시켜 몸을 보다 젊고 건강하게 만든다고 한다. 반대로 과식을 하게 되면 몸에 활성 산소가 쌓이고, 위장이 과하게 운동을 하다 보니 몸과 피부의 노화가 빨라질 수밖에 없다. 그렇다고 쫄쫄 굶어야 한다는 뜻은 아니다. 먹는 것에 욕심을 내지 말고, 배고프지 않은데도 끊임없이 무언가를 먹는 습관이 있다면 고치라는 뜻이다.

꼭꼭 씹어 먹는다

음식을 잘 씹어 먹으면 위장의 부담이 적어 소화가 잘 되므로 소화 작용으로 인해 활성 산소가 쌓이는 것을 막을 수 있다. 또한 음식에 대한 만족도가 높아져 과식을 방지할 수 있다.

씹는 동안엔 침 분비량이 많아지는데, 이는 세균 증식을 억제해 치아와 잇몸을 보호하는 효과가 있다. 한편 침샘에서는 침과 함께 노화 방지 호르몬이 나와 뼈와 치아를 튼튼하게 하고 혈관의 탄력을 높이며 백혈구 수를 증가시킨다. 이외에도 피부나 머리카락의 성장을 돕고, 건강한 외모를 만들어 준다.

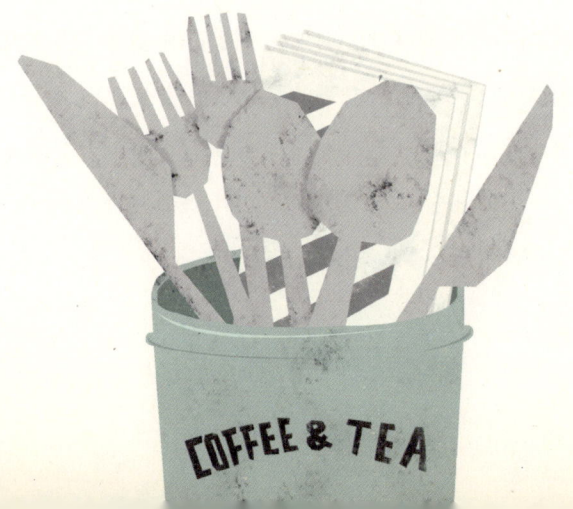

화장은 두껍게 하지 않는다

스킨케어 과정도 심플하게 하는 것이 좋고, 메이크업 또한 옅게 하는 것이 피부에 좋다. 화장이 옅어지면 건조함 같은 고민도 어느 정도 사라지고 피부 결이 매끄러워지면서 피부 톤도 밝아진다. 대신 자외선 차단제는 잊지 말고 발라야 하며, 아무리 화장이 옅다고 해도 클렌징은 꼼꼼하게 할 것!

반신욕이나 족욕을 즐긴다

하루의 피로를 풀어주고 혈액 순환을 돕는 반신욕이나 족욕을 즐기자. 특히 반신욕을 꾸준히 하면 몸 구석구석에 산소와 영양분이 공급되고 노폐물이 배출되어 안색이 맑아지고 피부 트러블 개선 효과도 기대할 수 있다.

몸과 얼굴을 눌러준다

림프관을 수시로 자극하면 림프액의 노폐물이 배출되어 독소가 제거되고 부기가 가라앉는다. 자주 사용하지 않는 근육에 자극을 주면 처지거나 늘어지는 현상을 개선할 수 있으며, 반대로 자주 쓰는 근육을 눌러주면 피로가 쉽게 풀리고 혈류 개선 효과가 있다. 눈두덩 위쪽, 콧날 양옆, 입가, 턱 아래 등을 눌러주듯 마사지해 주면 혈색도 좋아진다.

매일매일 내 얼굴을 자세히 들여다본다

매일 같은 시간에 거울 앞에 앉아 얼굴을 가만히 들여다보는 것을 습관화하자. 내 피부에 어제와 다른 어떤 변화가 생겼는지 꾸준히 관찰하다 보면 각질 제거, 팩, 영양제 섭취, 수분 공급 등 어떤 관리가 필요한지 스스로 정할 수 있는 경지에 이르게 될 것이다. 이른바 '내 얼굴 전문가'가 될 수 있다는 뜻이다. 그렇게 되면 굳이 이런 책을 읽지 않아도 내 피부를 위해 해야 할 일들이 무엇인지 본능적으로 깨닫게 될 것이다.

관심을 가지는 것보다 더 좋은 치료법은 없다. 지금까지 그냥 막연히 살아왔다면 이제부터는 예뻐지기 위해 노력하며 살아 보자. 그 관심이 당신을 놀랍게 변화시킬 것이다.

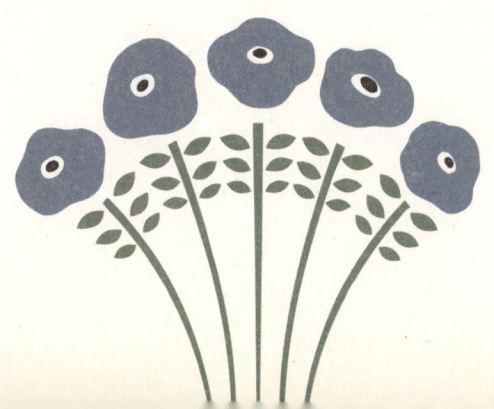

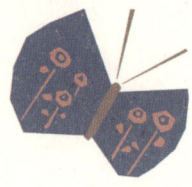

Review 4
복습! 피부에서 마인드까지 예뻐지는 습관

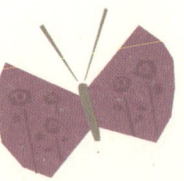

1 유산균을 매일 먹어라. 장에도, 다이어트에도, 피부 미용에도 좋다.
2 유산균을 먹는 것에 그칠 것이 아니라, 바르는 것도 좋다. 오이나 녹차 가루에 요구르트를 섞어 팩을 하는 것! 단, 피부에 자극을 줄 수도 있으므로 최대 30분을 넘기지 마라.
3 낫토 역시 즐겨 먹어라. 탈모도 막아주고, 푸석푸석한 피부도 개선하며, 골다공증도 예방한다.
4 피부 수분을 홀랑 잡아먹는 담배! 할아버지 같은 피부를 원한다면 계속 피워도 좋다.
5 스트레스는 피부에도 엄청난 악영향을 끼친다. 산책과 가벼운 운동 및 아로마 테라피 효과를 곁들인 입욕 등을 추천한다.
6 나만의 스트레스 해소법을 별도로 준비하고, 스트레스를 받을 때마다 실천해 보자.
7 입꼬리 트레이닝으로 웃는 얼굴을 만드는 것도 역시 중요하다. 더 자주 입꼬리 근육을 써라!
8 옷장 속을 청결히 해야 피부도 청결하게 유지할 수 있다. 환기를 자주 시키고, 습기 제거에 신경 쓸 것.

9 입었던 옷은 겉으로 더러워 보이지 않아도 반드시 바로바로 세탁하는 것이 정답. 땀과 피지에 얼룩져 있기 때문이다.

10 잠깐 입었거나 슬쩍 걸친 정도의 옷이라면 섬유 스프레이를 뿌린 뒤에 건조시켜 보관해도 된다.

11 걸어라. 궁극적으로 혈액 순환이 개선되면서 피부가 맑아지는 효과를 발휘한다.

12 걷기 10~20분 전에 한 컵 정도의 물을 천천히 마시는 게 수분 보충을 위해 좋다.

13 걷고 돌아온 후에는 샤워가 기본! 땀을 별로 흘리지 않았더라도 피부 청결을 위해 실시할 것.

14 잠은 1박 2일에 거쳐서 잘 것. 특히 밤 10시부터 새벽 2시까지는 되도록 잠들어 있는 습관을 갖는 것이 좋다.

15 염증성 피부인 경우에는 더더욱 숙면이 필요하다. 두말할 필요 없이 많이 자는 것보다 짧은 시간이라도 깊게 자는 것이 더 중요하다.

16 물구나무서기를 습관화하면 젊어지고 예뻐진다. 혼자서 할 수 없다면 운동 기구의 도움을 받는 것도 좋다.

17 아쿠아로빅, 플라잉 요가도 몸과 피부 건강에 좋은 최적의 운동이다.

18 세안이나 메이크업을 할 때에는 얼굴을 아래에서 위쪽으로 쓸어주는 습관을 들일 것.

19 너무 더운 장소이거나 뜨거운 바람은 피부에 당연히 좋지 않다. 물론 겨울철 난방도 적당하게!

20 하이힐 신기, 한쪽으로만 가방 들기, 다리 꼬고 앉기, 엎드려 잠들기, 입술에 침 바르기… 만일 못난 여자가 되는 것이 꿈이라면 매일 이런 것을 실천하면 좋다.

21 화를 참지 말 것. 참으면 피부도 덩달아 화를 내게 된다.

22 가벼운 반신욕이나 족욕을 즐기는 습관도 피부에 좋다.

23 화장을 두껍게 하는 것은 피부에 결코 도움이 되지 않는다. 가능한 한 가볍게, 민낯처럼 화장하는 방법을 찾아라.

24 꼭꼭 씹어 먹는 습관을 들이고, 얼굴 위의 림프관을 찾아서 꾹꾹 눌러 주는 것도 생활화하라.

25 내 얼굴을 자주 들여다보는 것은 아름다워지기 위한 필수 과정이다. 거울 보기를 두려워하지 마라.

절대로 안 될 것까지는 없다.
책이 시킨다고 전부 다 지킬 것도 없다.
때로는 당근, 가끔은 채찍!
그렇게 내 마음을 다스리며 사는 게 정답.
쫀득한 크림이 수북하게 얹힌 케이크?
피부가 싫어하는 음식이라지만,
그 한쪽의 달콤함이 내 기분을
달달하게 만든다면 보약이 되는 거다.
웃을 것, 건강한 생각으로 무장할 것!
피부가 원하는 건 바로 이런 거다.

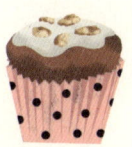

Epilogue

나는 예뻐지기 위해서 이렇게 산다

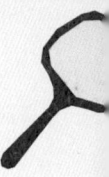

지금까지 예뻐지는 방법에 대해 이야기했다. 글을 쓰는 동안 내 마음도 다시 한 번 가다듬고, 새로운 결심도 하고, 계획도 세웠다. 점점 더 건강하고, 반짝이고, 아름다운 여자로 살기 위한 앞으로의 뷰티 인생 같은 것. 생각만으로도 기분 좋아지는 일이다.

사실 나는 건강을 위해 특별히 운동을 하진 못한다. 책에서도 이야기했지만 자주 걷는 것, 그리고 가끔 골프를 치는 것이 전부다. 다이어트도 하지 않는다. 배가 고프면 누군가를 상대할 때 컨디션이 나빠지고, 그것이 상대방에게 드러나기 때문이다.

잠을 많이 자야 한다고 말하고 있지만, 가끔 새벽 방송이 있기도 하고 원고를 쓸 일도 많기 때문에 새벽까지 컴퓨터 앞에 앉아 있기도 일쑤다. 그런 내가 독자들에게 건강한 생활을 하라, 예뻐지기 위해 잠을 많이 자라, 하는 조언을 하자니 조금 민망한 것도 사실이다.

그래서 곰곰이 생각해 봤다. 내가 하고 있는 것 중 건강과 미용에 도움이 되는 좋은 습관은 무엇이 있을까 하고.

내가 날씬하다는 뜻은 아니지만 그래도 먹는 것에 비해 군살이 많이 붙지 않는 이유는 사 먹는 음식을 좋아하지 않기 때문일지도! 음료수 대신 차를 마시고, 점심 때는 열심히 집으로 걸어가 집 밥을 먹고 돌아온다. 물론 한가할 때만 가능하긴 하지만.

아무튼 집 밥은 좋은 재료로 최소한의 조미료와 양념을 사용하여 만들기 때문에 두 그릇씩 먹어도 그다지 살찔 염려를 하지 않게 된다. 그리고 음식을 먹을 때 나는 '맛있다! 맛있다!' 생각하면서 먹는다. 기분 좋은 상태에서 먹는 음식은 그것이 무엇이든 긍정적인 영향을 미친다고 여기기 때문이다.

사실 간식을 즐겨 먹는 편이기도 한데, 스트레스를 받는 것보다는 맛있는 음식을 먹으며 즐거운 기분을 갖는 편이 더 낫다고 생각하기 때문이다. 그래서 간식을 먹는 것에 대한 죄책감은 갖지 않으려 한다.

　영양제는 많이 챙겨먹지 않는다. 뭐든 과한 것은 부족한 것보다 못하지 않은가. 내가 매일 먹는 영양제는 비타민 B와 비타민 C인데 피부 건강에 도움이 되고, 건강적인 면에서도 활력을 더해 주기 때문에 이것들은 잊지 않으려 한다.

　특히 영양제는 자신에게 필요한 것을 고르는 게 중요하다. 내 경우엔 견과류를 즐겨 먹지 않고, 육류도 그다지 좋아하지 않는 터라 비타민 B 부족으로 인한 구내염이 잘 생기는 편.

　하지만 먹기 싫은 음식을 건강에 좋다고 억지로 먹으려니 오히려 더 거부감만 들더라. 그래서 나는 비타민 B 영양제를 골라서 꾸준히 먹는다.

　이렇듯 평소 내 식습관을 살펴보고 나에게 부족한 영양소가 무엇인지 체크한 다음, 그 성분을 영양제로 보충하는 것이 영양제 섭취의 이상적인 방법이라고 본다.

환절기나 가을 겨울엔 피부가 건조해지는데 이럴 때 콜라겐 성분이 들어 있는 영양제를 먹으면 확실히 피부 땅김이 줄어드는 느낌이다. 하지만 뷰티 서플리먼트의 경우, 한두 번 먹는다고 효과를 볼 수 있는 것은 아니다. 최소 1~2개월 정도 꾸준히 섭취해야 한다.

돼지 족발이나 껍질에도 콜라겐이 많긴 하지만 분자량이 커서 흡수율이 낮은 편이다. 게다가 지방도 함께 섭취하게 되므로 체중 증가로 이어질 수 있다는 사실을 기억할 것.

몸이 무겁고 피곤할 때는 반신욕이나 족욕을 한다. 15~20분 내외로 짧게 하는데 그날 그날, 내가 원하는 향의 입욕제를 넣어 향을 즐기는 것을 좋아한다. 입욕제로는 아로마 오일이나 쑥과 같은 한방 재료도 훌륭하지만, 나는 내가 좋아하는 향의 시판 입욕제도 나쁘지 않다고 생각한다. 내 기분을 좋게 만들어주는 향이라면 그것이 반드시 오가닉이거나 천연이 아니라고 해서 삼가야 할 이유는 없다.

그런 의미에서 나는 가끔 와인을 입욕제로 활용하기도 한다. 먹다 남은 와인이나 입맛에 맞지 않아 오래 방치한 와인을 욕조에 한 잔 정도 넣으면 각질이 정리되어 피부가 매끄러워지는 효과가 있다. 레몬도 조금 쓰고 나면 나머지는 냉장고에서 방치되기 일쑤인데, 이것도 입욕할 때 두껍게 썰어 동동 띄우면 향도 좋고, 각질 정돈에 도움이 된다는 사실!

무엇보다 나는 모든 일을 긍정적으로 바라보는 편이다. 환자들을 만나고, 새로운 프로젝트를 기획하는 일이 스트레스가 될 수도 있는데 나는 그 모든 것들에 관심과 호감을 먼저 가진다.

어떤 일을 대할 때 나의 태도가 긍정적이면, 그 일이 아무리 어렵더라도 쉽게 해결된다는 것을 자주 경험했기 때문이다.

재밌겠다, 도전해 보고 싶다, 라는 생각을 억지로라도 가져보자. 사람과의 관계도 좋아지고, 막혔던 일도 술술 풀리는 것을 직접 확인할 수 있을 것이다. 피할 수 없으면 즐겨라, 라는 말처럼 내게 주어진 모든 일을 즐기다 보면 진짜 즐거운 인생이 펼쳐질 것이다. 인생이 즐거우면 얼굴도 피부도 덩달아 즐거워질 것이라 확신한다.

끝으로 어떤 순간에도 늘 사랑과 지지를 보내주는 부모님과 남편, 나의 딸, 아들에게 고마운 마음을 전하며 글을 마무리한다.

2015년 초여름, 김연진 씀.

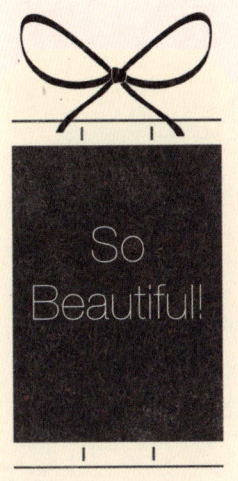

연애보다
패션보다
피부가 먼저다

초판 1쇄 발행 2015년 6월 5일

지은이 | 김연진
펴낸이 | 김우연, 계명훈
기획 · 진행 | fbook
   김수경, 김연, 배수은, 박혜숙, 최윤정
마케팅 | 함송이
경영지원 | 이보혜
디자인 | design group ALL(02-776-9862)
교정 | 김혜정
펴낸 곳 | for book 서울시 마포구 공덕동 105-219 정화빌딩 3층
   02-753-2700(판매) 02-335-3012(편집)
출판 등록 | 2005년 8월 5일 제 2-4209호

값 13,000원
ISBN 979-11-86455-75-3   13590

본 저작물은 for book에서 저작권자와의 계약에 따라 발행한 것이므로
본사의 허락 없이는 어떠한 형태나 수단으로도 이 책의 내용을 사용할 수 없습니다.

※ 잘못된 책은 바꾸어 드립니다.

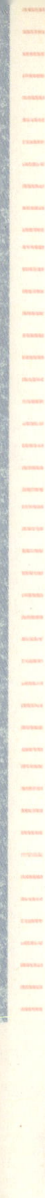
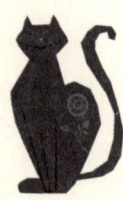

피부, 괜찮나요?

값 13,000원
ISBN 979-11-86455-75-3